Barbara Simonsohn

Holunder

Juwel der Hausapotheke

Kompakt-Ratgeber

Haben Sie Fragen an den Verlag?
Anregungen zum Buch?
Erfahrungen, die Sie mit anderen teilen möchten?

Besuchen Sie unsere sozialen Netzwerke:
www.mankau-verlag.de/forum

mankau

Impressum

Bibliografische Information der Deutschen Nationalbibliothek
Die Deutsche Nationalbibliothek verzeichnet diese Publikation in der Deutschen Nationalbibliografie; detaillierte bibliografische Daten sind im Internet über http://dnb.d-nb.de abrufbar.

Barbara Simonsohn
Holunder
Juwel der Hausapotheke
Kompakt-Ratgeber
ISBN 978-3-86374-717-6
2. Aufl. August 2024 (1. Aufl. April 2024)

Mankau Verlag GmbH
Pfarrgasse 1
D-82497 Unterammergau
Im Netz: www.mankau-verlag.de
Soziale Netzwerke: www.mankau-verlag.de/forum

Lektorat: Redaktionsbüro Julia Feldbaum, Augsburg
Endkorrektorat: Susanne Langer-Joffroy M. A., Germering
Cover/Umschlag: Guter Punkt GmbH & Co. KG, München
Layout: X-Design, München
Satz und Gestaltung: lydiakuehn.de, Aix-en-Provence, Frankreich

Bildnachweis:
© **rubyni**® und **BerryPharma**® 64 · © **Barbara Simonsohn** 127 · © **Theo Hodapp** 129
© **stock.adobe.com** 4, 10–11: Andrii; 4, 5, 38–39: VOLODYMYR KUCHERENKO; 7: Gerald Villena; 9: TanyaOak; 17: Goran Jakus; 18: Jon Benedictus; 20: Rhönbergfoto; 21 li.: Dartmoor Kin; 21 re.: Amelia; 22: tunedin; 24, 146: Madeleine Steinbach; 27, 100, 107: Maryna; 29: Natallia; 37: Luidmila Spot; 56: slunicko24; 59: Danijela; 60: Lisla; 69: oksioma; 74: Анастасія Стягайло; 80: New Africa; 88: pbd Studio; 94: behewa; 108: Bydlinska; 122: Alliance; 128: tynza; 131: FuzullHanum; 133: rainbow33; 134: Kuzmick; 137: domnitsky; 139: Markus Mainka; 141: xamtiw; 144: ratmaner
© **Colourbox.de** 5, 98–99: Miroslav Beneda

Druck: Westermann Druck Zwickau GmbH, Zwickau/Sachsen

FSC www.fsc.org MIX Papier | Fördert gute Waldnutzung FSC® C110508

Hinweis für die Leser:
Die Autorin hat bei der Erstellung dieses Buches Informationen und Ratschläge mit Sorgfalt recherchiert und geprüft, dennoch erfolgen alle Angaben ohne Gewähr. Verlag und Autorin können keinerlei Haftung für etwaige Schäden oder Nachteile übernehmen, die sich aus der praktischen Umsetzung der in diesem Buch vorgestellten Anwendungen ergeben. Bitte respektieren Sie die Grenzen der Selbstbehandlung, und suchen Sie bei Erkrankungen einen erfahrenen Arzt oder Heilpraktiker auf.

Vorwort

Das Märchen von Frau Holle kennt jeder. Aber was es mit dem Holunder zu tun hat, wissen die wenigsten. Frau Holle ist die Göttin des ewigen Lebens; der Tod wird nur als Ruhezeit und Kraftschöpfen für einen neuen Frühling, eine Wiederkehr, verstanden.
Was ich Ihnen im Folgenden über die Heilwirkung des Holunders erzähle, ist sicher kein Märchen, sondern durch zahlreiche Studien abgesichert und bestätigt.

Lassen Sie sich von der Kraft der Heilpflanze des Jahres 2024 überraschen!

Ihre Barbara Simonsohn

Inhalt

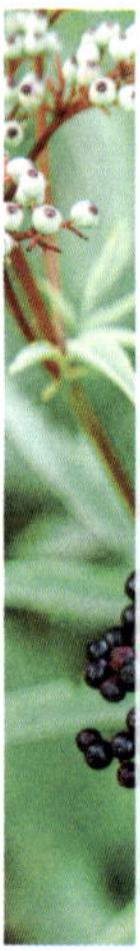

Der Holunder – eine starke Heilpflanze 11

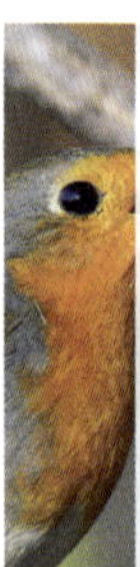

Wirkmächtige Nährstoffe 39

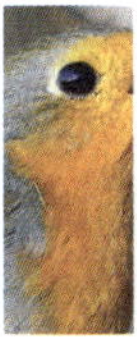

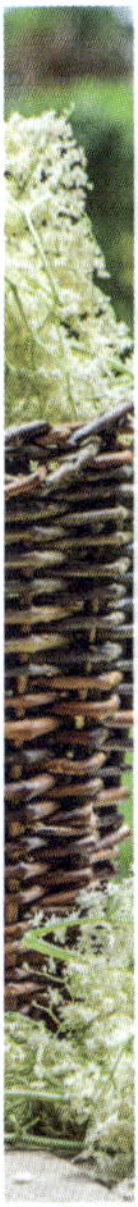

Einleitung

»Bäume sind Gedichte, die die Erde in den Himmel schreibt.«

Khalil Gibran

Der Holunder wurde schon von den Germanen und Kelten als heiliger Baum verehrt und als Heilpflanze genutzt. Die Pflanze stand für die Göttin Holda, auch Holla genannt, die Muttergöttin und Beschützerin der Menschen, der Pflanzen- und Tierwelt. Für Hippokrates war der Holunder eine wahre Hausapotheke. Viele Heilkundige des Mittelalters und der Neuzeit empfahlen Holunder aufgrund seiner vielfältigen Heilwirkungen, etwa Thomas von Aquin, Paracelsus, Hildegard von Bingen, Leonhart Fuchs, Hieronymus Bosch, Maria Treben und Sebastian Kneipp.

2013 kürte ihn »The Herb Society of America« zur Heilpflanze des Jahres der USA und brachte ihm zu Ehren eine umfangreiche Schrift heraus. Es wurde also höchste Zeit, dass auch der »Naturheilverein Theophrastus« – Theophrastus von Hohenheim ist besser bekannt als Paracelsus – mit dem Titel »Heilpflanze des Jahres 2024« diese heilkräftige und vielseitige Pflanze ehrt. Der Jury-Vorsitzende Konrad Jungnickel dazu in der Presseerklärung: »Holunder kann (...) bei Hautunreinheiten, Rheuma oder Obstipation zum Einsatz kommen. Inhaltsstoffe wie Flavonoide und ätherische Öle, ein

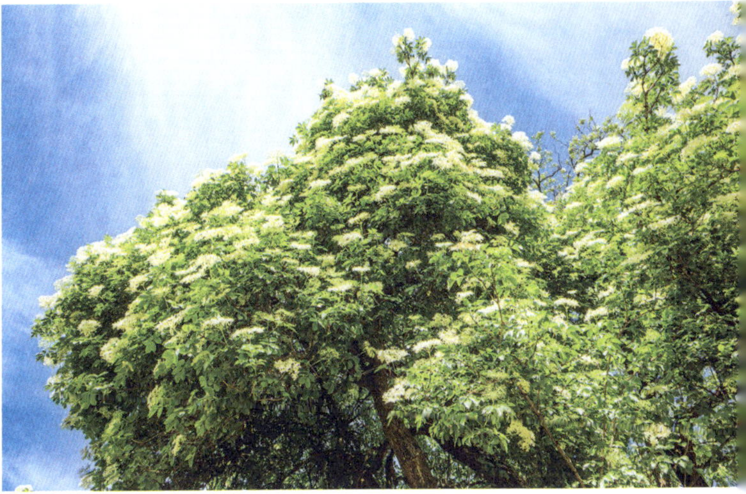

Der Holunderbaum in seiner ganzen Pracht

hoher Vitamin-C-Gehalt der Früchte sowie Gerb- und Mineralstoffe sind die Ursache eines breiten Anwendungsgebietes.«

Meinem Großvater, der in amerikanischer Kriegsgefangenschaft auf den Rheinwiesen jämmerlich dahinvegetierte, war felsenfest davon überzeugt, dass Holunder – genauer gesagt Holunderblätter – ihm das Leben gerettet haben. Man schlief in Erdlöchern, die Ernährung war dürftig, viele hatten Hungerödeme, und es grassierte die Ruhr. Mein kräuterkundiger Opa, der 2002 mit 105 Jahren an Altersschwäche starb, kaute die Blätter des Holunders, seine Wasseransammlungen verschwanden, und die Vitamine schenkten ihm neue Lebenskraft.

Bei meinen Großeltern gab es regelmäßig Holundersaft, Holunderblütentee und – für uns Kinder in homöopathischen Dosen – selbst gemachten Holunderwein.
Sie werden sich vielleicht an die Holunderbeerensuppe Ihrer Mutter oder Großmutter erinnern oder an den köstlichen Blütentee, den Sie bekamen, wenn Sie erkältet waren. Dass der Schwarze Holunder – oder »Flieder«, wie man in Norddeutschland und einigen Alpentälern sagt – Fieber vertreibt und die Erkältungs- und Grippezeit verkürzt, war bekannt. Viele weitere Anwendungsmöglichkeiten sind aber zu Unrecht leider in Vergessenheit geraten.
Möge dieses Büchlein einen Beitrag leisten, dass Holunder eine Renaissance erlebt zum Wohle von Mensch und Tier. Prophylaxe und damit Gesundheitsvorsorge sind das Gebot der Stunde. Holunder wirkt Wunder!

INFO

BONUS-KAPITEL ZUM DOWNLOAD

Auf der Produktseite dieses Buchs unter www.mankau-verlag.de finden Sie interessante und informative Kapitel über die Wirkung des Holunders auf die Seele, über das Räuchern mit Holunder, sein antioxidatives Potenzial, Haarpflegeprodukte und den gesundheitlichen Nutzen von Beerenobst ganz allgemein. Lassen Sie sich überraschen, was der »Holler« noch zu bieten hat.

DIE STUNDE LIEB ICH,
WENN DAS LICHT VERGLÜHTE,
DER HIMMEL WEIß WIRD
WIE HOLUNDERBLÜTE
UND DAS GESCHIEDNE
WIEDER FRIEDEN SCHLIEßT,
ALS HABE KAMPF UND
ZWIETRACHT KEINEN SINN.
AM BRAUNEN HANG DIE DÖRFER
NUN VERSCHWIMMEN,
ERLOSCHEN SIND DES TAGES
GRELLE STIMMEN,
UND DAS GEBIRGE WIRD
EIN MEER UND FLIEßT
IN DUNKLEN WOGEN STILL
GEWALTIG HIN.

Ricarda Huch
aus »Herbstfeuer. Gedichte«, 1944

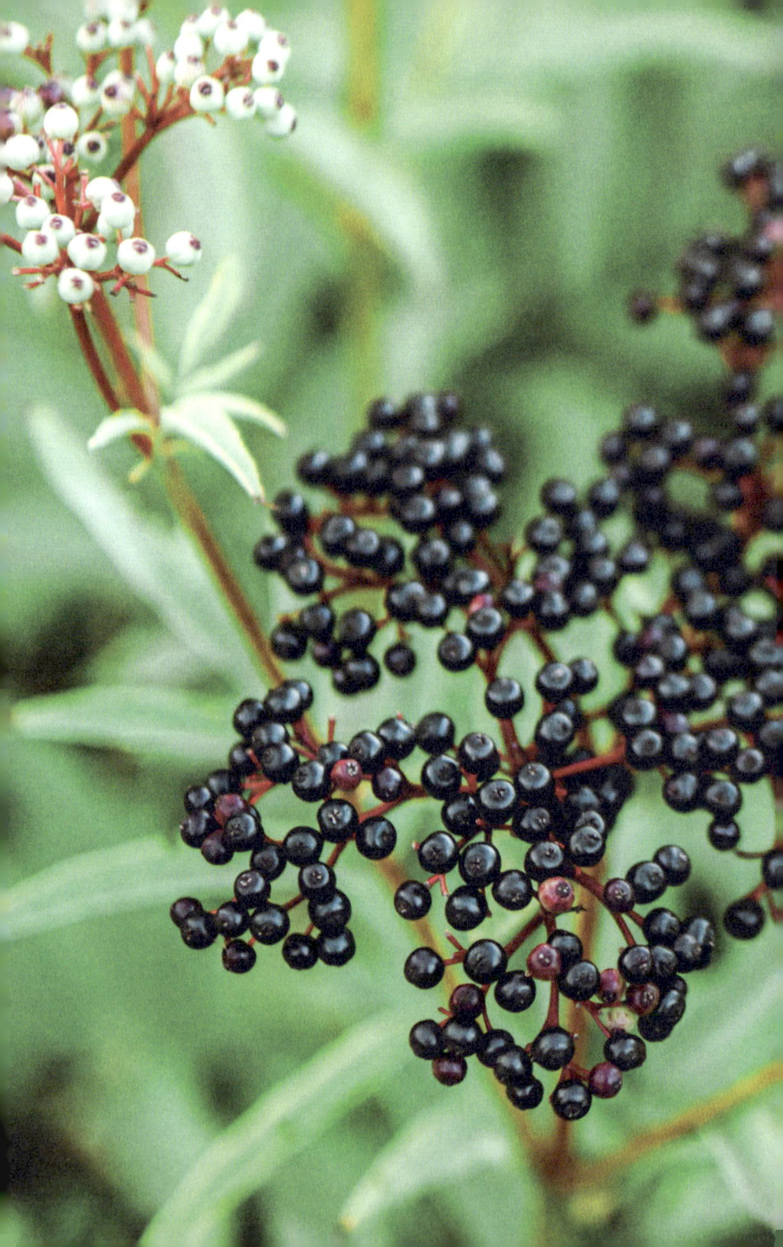

Der Holunder – eine starke Heilpflanze

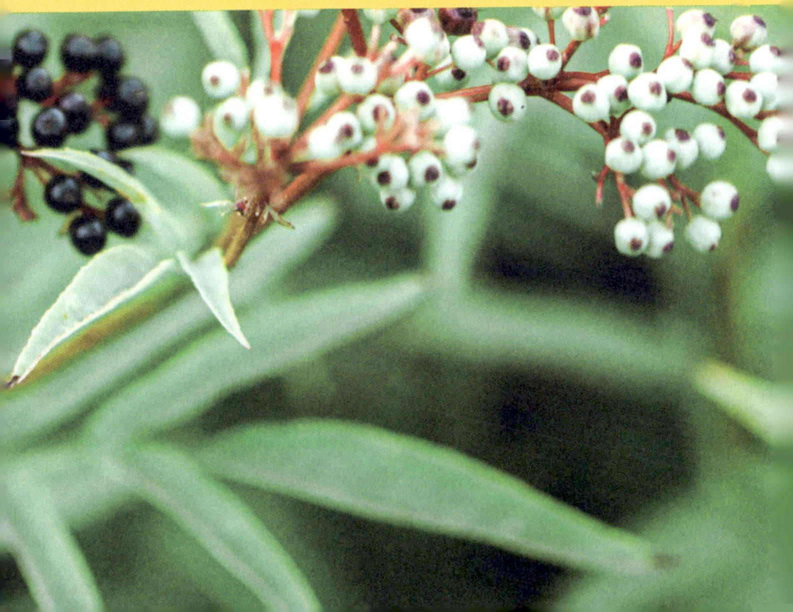

Zur Botanik der Holunderpflanze

Der Holunder gehört zur Familie der Moschuskrautgewächse aus der Ordnung der Kardenartigen (früher hat man ihn der Familie der Geißblattgewächse zugeordnet). Holunderbäume können hundert Jahre und älter werden, es gibt auch zweihundert Jahre alte Methusalems. Die Pflanzenfamilie enthält vier Gattungen mit etwa 220 Arten. Weitere Vertreter sind der Schneeball und das Moschuskrautgewächs, auch als Bisamkraut bekannt.

Der Schwarze Holunder, *Sambucus nigra*, ist in unseren Breiten der am wenigsten giftige, der Zwergholunder oder Attich, *Sambucus ebulus*, ist am giftigsten, und die Mittelstellung nimmt der Hirschholunder *Sambucus racemosa*, der auch Traubenholunder oder Roter Holunder genannt wird, mit seinen leuchtend roten Beeren ein.

Der Rote Holunder ist die zweithäufigste Holunderart bei uns und wird nur 4 Meter hoch. Man findet ihn oft auf Waldlichtungen und an Berglagen, er kommt bis zu einer Höhe von 2000 Metern vor. Die Blüten kann man wie die vom Schwarzen Holunder nutzen. Die Beeren sind rot und ungiftig, die Samen aber giftig und müssen bei der Verarbeitung ausgesiebt werden. Ohne Samen hat man eine herrliche Grundlage für Mus, Saft und Konfitüre.

INFO

EIN UNLIEBSAMER VERWANDTER

Der Zwergholunder ist auch als »Stinkholunder« bekannt. Es handelt sich hier nicht um einen Baum oder Strauch, sondern um eine krautige Staude, die nur 1,5 Meter hoch wird. Wie der Name schon sagt, verströmen alle Pflanzenteile einen sehr unangenehmen Geruch, sodass er mit dem Schwarzen Holunder nicht zu verwechseln ist und man nicht auf die Idee käme, ihn zu sammeln. Die Äste bleiben krautig, das heißt, sie verholzen nicht. Seine weißen oder rosafarbenen Blüten riechen nach bitteren Mandeln und haben markante purpurne Staubbeutel, der Schwarze Holunder hat gelbe. Die Schirmrispen des Zwergholunders bleiben im Gegensatz zum Schwarzen Holunder auch dann aufrecht stehen, wenn sie Früchte tragen. Die Beeren unterscheiden sich durch eine kleine Delle in der Fruchtschale von denen des Schwarzen Holunders. Die Fruchtstände sind im Gegensatz zum Schwarzen Holunder steil nach oben aufgerichtet. Der Zwergholunder genoss bei den Galliern eine ebenso große Verehrung wie der Schwarze Holunder. Mit dem Saft der Attichwurzel färbten die Kelten ihre Haare schwarz. Kindern mit Geschwüren wurde ein Stück Wurzel um den Hals gehängt. Kräuterpfarrer Kneipp verwendete die gedörrte, zu Pulver zerstoßene Wurzel als wirksames Mittel zur Anregung der Nierentätigkeit.[1] Den Bauern diente der giftige, übel riechende »Stinkholunder« als Abwehrzauber gegen Hexen, Schlangen, Würmer, Ungeziefer beim Vieh, Wühlmäuse, Ratten, Mäuse und böse Geister.

Der Schwarze Holunder

Der amerikanische Schwarze Holunder, *Sambucus canadensis*, ist eine Unterart des Schwarzen Holunders, wird aber nur 3 Meter hoch. Er erfreut sich auch bei uns wachsender Beliebtheit, weil die Beeren süßer sind als die des europäischen Schwarzen Holunders. Samen und reife Früchte des amerikanischen Schwarzen Holunders enthalten keine Glykoside und können auch roh verzehrt werden, wie die Universität von Missouri herausfand.[2] Auch wer mit Holunderbeeren färben will – ob Lebensmittel, Wolle oder Haare –, ist mit dieser Sorte gut bedient, weil die blauen Farbstoffe (Anthozyane) darin länger farbfest bleiben.

Das Verbreitungsgebiet des Schwarzen Holunders erstreckt sich über die gesamte Nordhalbkugel mit Ausnahme der Arktis. Er stellt eine der häufigsten Straucharten in Mitteleuropa dar, wächst aber auch in Sibirien, dem Kaukasus, in Nordindien, Nordafrika und Nordamerika bis zu 1600 Metern Höhe. Der Schwarze Holunder liebt nährstoffreiche Böden, wächst aber auch auf sandigem Untergrund und stellt keine hohen Ansprüche an Boden oder Klima. Er wächst sogar auf Schutthalden, ist immun gegen Säure und Rußniederschlag und dient daher zur Luftverbesserung in Industriegebieten. In Kriegszeiten überlebte er sogar unter Schutt und Asche. Er soll der einzige Strauch sein, der die saure und unfruchtbare Erde unter den Fichtenwäldern verwerten kann.

Der beste Standort ist eine sonnige oder halbschattige Lage. Die Vermehrung erfolgt über Samen, die oft von Vögeln verbreitet werden, oder durch unterirdische Ausläufer, also vegetativ. Für zahlreiche Tierarten bietet der Baum Schutz und Nahrung. In der Phänologie, der Wissenschaft der jahreszeitlich bedingten Erscheinungsformen von Pflanzen und Tieren, kündigt der Blühbeginn des Holunders den Frühsommer an. Der Holunder ist eine Augenweide und sollte in keinem Garten fehlen. Das frühe frische Grün im zeitigen Frühjahr, das wunderschöne Blütenmeer mit betörendem Duft im Sommer und die dunkelviolette Beerenpracht im Herbst lassen jedes Gärtnerherz höherschlagen. Holunder ist traditionell ein Schutzbaum, der eine gute Schwingung ausstrahlt.

INFO

KOMMERZIELLER ANBAU

Holunder wird auch kommerziell angebaut, zum Beispiel in der Steiermark und auf dem »Holunderhof Helle« in Schleswig-Holstein. Allein in Österreich gibt es etwa 250 Produzenten. Die Sorte »Haschberg« ist beliebt, weil diese Varietät besonders viele Anthozyane enthält (siehe Seite 57 ff.) und die Beeren zur annähernd gleichen Zeit ausreifen. Um 1 Kilogramm Fruchtpulver herzustellen, braucht man 200 Kilogramm Holunderbeeren.[3] Es gibt auch Biobetriebe, die auf Blüten und deren Verarbeitung zu Sirup und Tee spezialisiert sind. Die Nachfrage nach Holunderprodukten hat in der Pandemiezeit angezogen und wächst weiter.

Der Schwarze Holunder wächst als Busch oder Baum und wird bis zu 12 Meter hoch. Er bildet keinen richtigen Stamm aus, sondern verzweigt sich niedrig über dem Boden und wächst sehr schnell, zwischen 70 und 90 Zentimeter pro Jahr. Seine Wurzeln sind ausschlagfreudig und treiben auch nach mehrmaliger Abholzung aus. Zuerst sind die buschigen Äste grün, im Laufe des Sommers werden sie aschgrau bis grüngrau mit langen, wenig verästelten Zweigen. Die Rinde ist korkartig, auffallend hell und mit Lentizellen (das sind die kleinen noppenähnlichen Punkte) übersät. Diese kleinen Korkporen sind Luftschächte, die einen Gasaustausch ins Zweiginnere ermöglichen, also wichtige Atmungsorgane der Pflanze darstellen. Schon ab Februar entsprießen daraus fünfzählige, unpaarig gefiederte Blätter, die länglich bis oval und scharf gesägt sind. Die Oberfläche der bis zu 30 Zentimeter langen Blätter glänzt dunkelgrün, die Unterseite ist matter und von hellgrüner Farbe. Die Blätter treiben schon im Februar aus, bleiben je nach Witterung oft bis Dezember am Gehölz und verfärben sich kaum. Der Holunder verfügt über ein weitreichendes Wurzelwerk. Die Stängelansätze sind hohl, enthalten aber weiches weißes Mark, das an Styropor erinnert.

Blüten, Holz und Beeren

Die Blüten erscheinen je nach Wetter und Klimazone ab Mitte Mai und stellen fünfstrahlige tellerförmige Trugdolden dar, die gelblich-weiß sind und angenehm nach

Honig duften – ähnlich wie Lindenblüten. Jede Trugdolde besteht aus etwa 100 einzelnen winzigen sternförmigen Blüten, die reich an Pollen sind. Von August an bilden sich daraus saftreiche Beeren, die eigentlich Steinfrüchte sind. Erst sind sie grün, dann rötlich-braun und zuletzt violett-schwarz, wie Lack glänzend. Sie hängen an dunkelroten Stielen, und ihr Saft ist rot bis schwarzrot. Die Verbreitung der Samen erfolgt hauptsächlich durch Stare und Drosseln.

INFO

HEIM FÜR TIERE

Viele Tiere haben auf dem Holunder ihren Lebensraum. Die Blüten locken Schmetterlinge, Bienen und auch Raubinsekten wie Libellen und Hornissen an, die andere Insekten fressen. Manche Büsche werden von schwarzen Blattläusen befallen, der Holunder-Blattlaus, sodass man kaum noch etwas Grünes sieht. Die Blüten des Schwarzen Holunders bieten elf Kleinschmetterlingsarten, verschiedenen Käfern und Grabwespen Nahrung. Die Beeren sind für zahlreiche Vogelarten wie die Nachtigall oder die Mönchsgrasmücke begehrtes Futter wie auch für kleinere Säugetiere wie Marder oder Waldmäuse.[4]

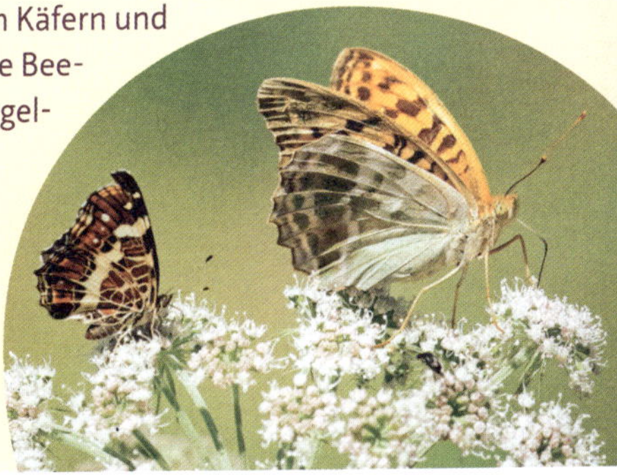

Das Holz des Holunders mit seinem weißen schwammigen Mark ist weich, wird aber beim Trocknen ungewöhnlich hart und gehört daher zum Hartholz. Aus ihm werden zum Beispiel Flöten oder Möbel hergestellt (siehe Seite 129).

INFO

VORSICHT GIFTIG!

Vor allem unreife grüne Holunderbeeren und alle anderen grünen Pflanzenteile enthalten Sambunigrin, woraus sich Blausäure bilden kann, und sind leicht giftig. Auch reife Beeren sollten nur in geringen Mengen roh verzehrt werden. Für Erwachsene wird als Obergrenze für den Rohverzehr eine maximale Menge von zweihundert reifen Beeren angegeben. Ich habe mich im Selbstversuch langsam an genau zweihundert reife Beeren herangetastet, die ich im Smoothie verarbeitet habe, und hatte keinerlei Probleme. Da Menschen unterschiedlich empfindlich sind, wiederholen Sie diesen Eigenversuch bitte nicht. Die Giftstoffe, die den Magen reizen können, werden durch Erhitzen zerstört. Verarbeiten Sie bitte nur reife schwarze Früchte; stribbeln Sie die Beeren ab, und geben Sie die Rippen der Dolden in den Kompost. Frische Beeren und andere Pflanzenteile sollten vor dem Verzehr immer kurz abgekocht werden – einige Minuten bei 80 Grad reichen.[5] Auch selbst getrocknete Beeren bitte vor dem Verzehr zum Beispiel im Müsli mit heißem Wasser übergießen und einige Minuten stehen lassen.

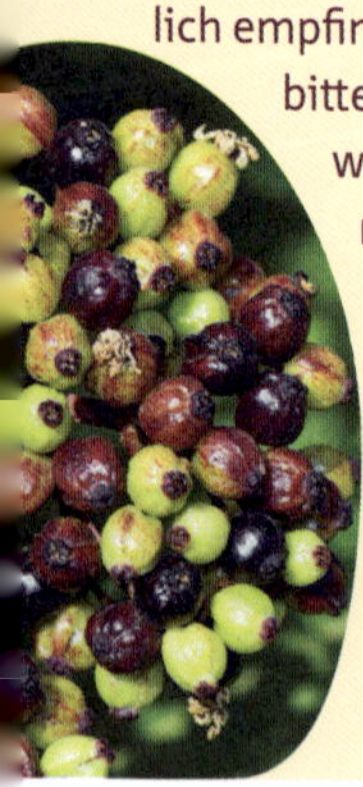

Ernte, Anbau und Vermehrung

Die Erntezeit ist ...
... für die Blüten: Mitte Mai bis Juli.
... für die Beeren: August bis Oktober.
... für die Blätter: Mai und Juni.
... für die Rinde: Februar/März und Oktober/November.
... für die Wurzeln: Herbst bis Frühjahr.

Die Blütendolden werden bei trockenem Wetter ganz abgeschnitten und nicht gewaschen, damit der Pollen nicht verloren geht. Die Beeren werden reif geerntet, wenn sie blauschwarz sind. Hängen Blüten und Beeren zu hoch, können Sie die sehr biegsamen Zweige mit einem Schirm herunterziehen. Die Dolde wird mit einer Gartenschere kurz vor der ersten Verzweigung abgeschnitten. Da Holunderbüsche wegen ihrer Wuchsfreudigkeit im Herbst zurückgeschnitten werden müssen, beschneide ich den Busch zur Beerenernte und komme dann ganz bequem an die Dolden. Früchte sollten nach der Ernte schnell verarbeitet werden, um nicht zu schimmeln. Sie können die Beeren aber auch als Dolde einfrieren und nach Bedarf zur Weiterverarbeitung wieder auftauen. Dann lassen sich die Beeren ganz leicht von den Stielen lösen. Dasselbe gilt auch für die Blütendolden. Die Rinde wird mit einem Messer von jüngeren Ästen abgeschabt, die schon verholzt sind. Von den Wurzeln sollte man nur kleine, zarte ernten, da sonst die Gefahr besteht, dass der Baum abstirbt. Die abgeschabte Rinde und die zerkleinerten Wurzeln sind sehr wirksam, um den Körper bei Wasseransammlungen zu entwässern. Die Blätter haben ebenfalls eine harntreibende Wirkung, sie ist jedoch nicht so drastisch wie bei Wurzel und Rinde.[6] Holunder ist eine pflegeleichte Pflanze und ein Überlebenskünstler, der mit wenig Erde auskommt und sogar, nachdem er gefällt wurde, rasch wieder neu austreibt. Er liebt einen sonnigen bis halbschattigen Standort. Holunderpflanzen bekommen Sie in jeder Gärtnerei. Der Holunder braucht wegen seines ausufernden Wurzelwerks viel Platz. Er sollte daher mindestens vier Meter von Gemüsebeeten und Obstbäumen entfernt gepflanzt werden. Das Pflanzloch sollte doppelt so tief und breit wie der Wurzelballen sein. Schwarzer Holunder liebt nährstoffreichen Boden. Geben Sie also gern eine Schaufel voll Kompost ins Erdloch, bevor Sie das Bäumchen einsetzen. Der Baum mag es, wenn Sie die Erde um den Stamm herum mit Mulch (zum Beispiel aus Rasenschnitt) abdecken.

Holunder im Plantagenanbau

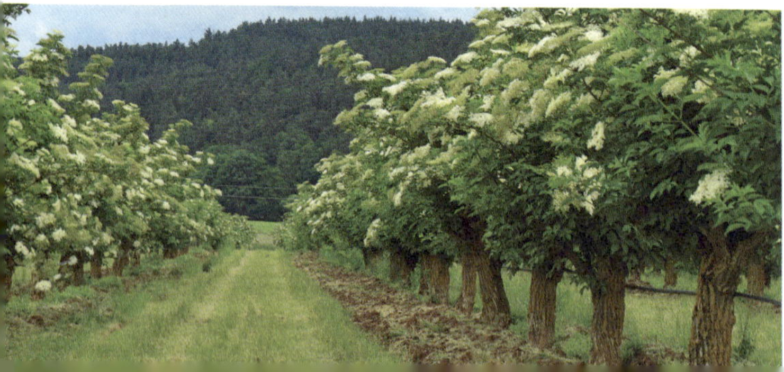

INFO

REICHE, FEINE VIELFALT

Als Alternative zum europäischen Holunder hat sich die nordamerikanische Unterart des Schwarzen Holunders, ***Sambucus canadensis***, bewährt, weil dieser eine kompaktere Form hat, damit weniger Platz braucht, größere Dolden trägt, die Beeren süßer sind und die reifen Beeren auch roh zum Verzehr geeignet sind, wie die University of Missouri bestätigt.[7] Wer mit Holunderbeeren färben will – etwa Wolle oder Haare –, ist mit dieser Art gut bedient, weil die Anthozyane (blaue Farbstoffe) im amerikanischen Holunder länger haltbar sind als die des europäischen.

Es gibt beim Holunder auch optische Besonderheiten: bspw. »Black Beauty« und »Black Lace« mit rotem Laub oder den gelblaubigen Goldholunder.

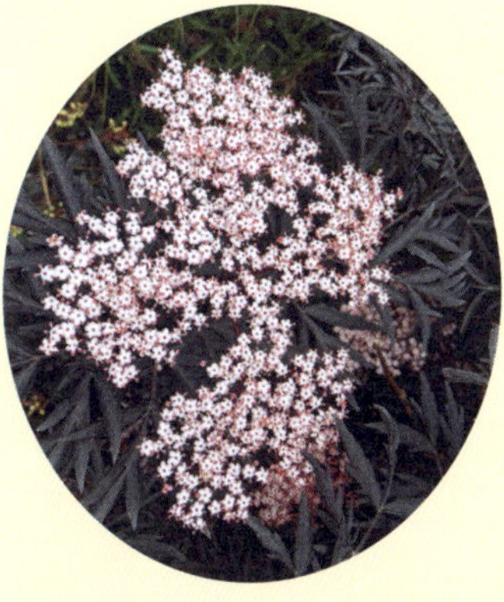

Holunder »Black Lace«

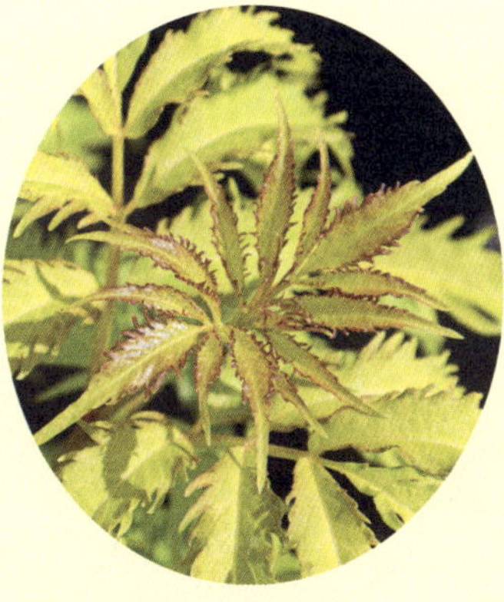

Farnblättriger Goldholunder

Mit Stecklingen lässt sich die Pflanze einfacher vermehren als durch Samen, weil diese Kaltkeimer sind.[8] Schneiden Sie nach der Blüte Triebe bis in den verholzten Bereich hinein etwa 10 Zentimeter lang ab. Die jungen Triebe sollten keine Blütenansätze haben. Die Hälfte der unteren Blätter streifen Sie ab. Stellen Sie die Triebe in ein mit Wasser gefülltes Glas, und lassen Sie es an einem warmen, hellen Ort stehen, bis die Triebe sich reich bewurzelt haben. Dann pflanzen Sie sie in Blumentöpfe, und wenn sie etwa 20 Zentimeter groß sind, an ihren Bestimmungsort. Eine weitere Möglichkeit besteht darin, Stecklinge direkt in die Erde zu pflanzen und nach Bedarf zu wässern. Im ersten Winter benötigen die Pflänzchen einen Kälteschutz durch Laub, Reisig oder Vlies. Alternativ können Sie die Pflanzen in einen größeren Topf geben und sie frostfrei überwintern, zum Beispiel in der Waschküche. Tipps dazu finden Sie unter anderem auf der Internetplattform »Utopia«.[9]

INFO

SCHÄDLINGE

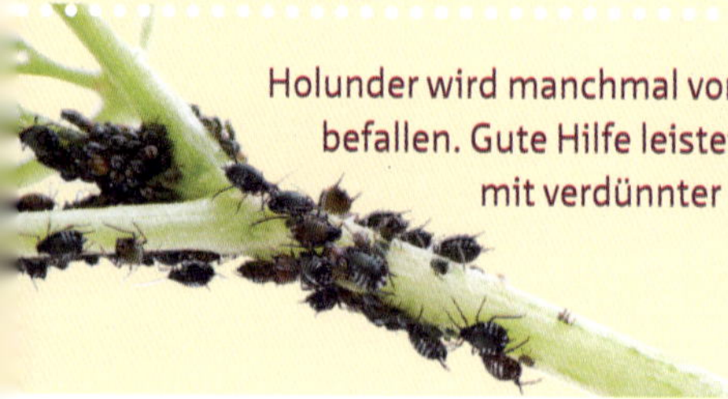

Holunder wird manchmal von der Holunderblattlaus befallen. Gute Hilfe leistet hier das Besprühen mit verdünnter Brennnesseljauche.[10]

Das Konservieren – Beeren, Blüten und weitere Pflanzenteile

Wenn Holunderbeeren reif sind, gilt es, sie zügig zu ernten und zu verarbeiten, weil sie bei Zimmertemperatur schnell matschig oder gar schimmelig werden. Manchmal kann man auch im Bioladen oder auf dem Wochenmarkt Holunderbeeren kaufen. Achten Sie darauf, dass die Beeren aus biologischem Anbau kommen. Das empfehle ich auch, wenn Sie fertigen Saft oder Holundermarmelade erwerben.
Es gibt drei Arten, Beeren zu konservieren – Trocknen, Einfrieren oder Entsaften –, um sie später für verschiedene Zwecke verwenden zu können. Alle drei Konservierungsmöglichkeiten haben Vor- und Nachteile.

Trocknen

Auch wenn Sie keinen Garten haben und in der Natur ernten, haben Sie es oft mit einer »Ernteschwemme« zu tun. In einer Stunde lassen sich locker 10 Kilogramm Beeren ernten. Unsere Vorfahren haben angesichts mangelnder anderer Möglichkeiten Holunderbeeren durch Trocknen konserviert, wie es die Indianer Nordamerikas noch heute tun: Sie breiten die Beerendolden auf warmen Felsen in sonniger Lage aus.[11] Falls Sie einen

Gasofen haben, reicht manchmal die Wärme der Backofenlampe zum Trocknen. Ich verwende einen Dörrautomaten mit Temperaturregler für Blätter, Blüten, Rinde, Wurzeln und Beeren des Holunders. Blütendolden bitte vor dem Trocknen nur ausschütteln, nicht waschen, sonst verliert man den wertvollen und aromatischen Pollen. Lesen Sie unreife – grüne oder rote – Beeren aus. Spülen Sie die Beerendolden unter Wasser ab, und lassen Sie sie auf einem Handtuch einige Minuten lang trocknen. Dann verteilen Sie die Dolden auf den Sieben des Dörrapparats oder auf dem Backblech. Natürlich kann man die Beeren vor dem Trockenprozess auch abstribbeln. Es ist aber empfehlenswert, das danach zu tun, weil sich die Beeren dann leichter von den Stängeln lösen lassen und es nicht so eine »farbenfrohe Schweinerei« gibt.

Blüten bei der Trocknung

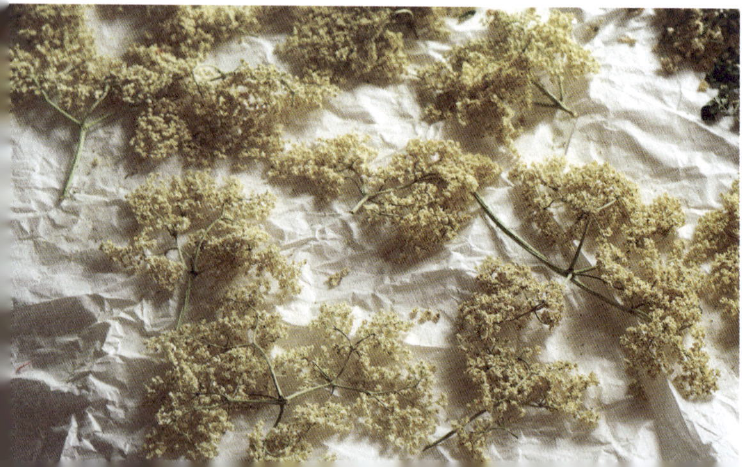

Es dauert 12 bis 18 Stunden, bis die Beeren bei etwa 60 Grad getrocknet sind. Nach dem Trocknen gibt man die Dolden in eine Einkaufstüte und schüttelt diese, damit die Beeren sich lösen. Man kann auch mit einer Zahnbürste nachhelfen. Geben Sie dann die getrockneten Beeren in ein gut abschließbares Gefäß wie ein Einmachglas, und stellen Sie dies in eine Papiertüte.
So bleiben die Beeren gut geschützt vor Licht und Luft und halten sich bis zu einem Jahr. Die Beeren können unbearbeitet für Holunderbeerentee verwendet werden oder, im Wasser gekocht, im Müsli genossen werden – und sie passen hervorragend zu Saft, Süßspeisen, Eis, Marmeladen und vielem mehr.
Etwa 3,5 Kilogramm frische Beeren ergeben 0,5 Kilogramm getrocknete. 0,5 Kilogramm getrocknete Beeren ergeben etwa acht 250-ml-Flaschen Holundersirup.
Trocknen ist eine platzsparende, wenig arbeitsintensive Methode, allerdings benötigt das Trocknen im Ofen sehr viel Energie; Dörrgeräte sind energiesparender.

Einfrieren

Eine weitere Möglichkeit, der Fülle an reifen Holunderbeeren Herr zu werden und sie zu konservieren, besteht darin, sie einzufrieren. Lassen Sie auch bei dieser Methode die Beeren an den Stielen. Waschen Sie die Dolden, und lassen Sie sie auf einem Tuch abtropfen. Geben Sie die Dolden in ein Gefäß zum Einfrieren –

baldmöglichst nach der Ernte. Lassen Sie die Beeren 36 Stunden im Gefrierfach, und warten Sie maximal eine Woche, um sie weiterzuverarbeiten. Holen Sie sie dann aus der Tiefkühlung, und waschen Sie sich sorgfältig die Hände; nehmen Sie anschließend jeweils eine Dolde in die Hand, und stribbeln Sie mit der anderen Hand die Beeren in einen größeren Gefrierbeutel. Sind die Beeren gut durchgefroren, fallen sie wie von selbst in den Beutel. Schließen Sie die Tüte, und versehen Sie sie mit Etikett und Datum. Unreife Beeren und Stiele können Sie auf dem Kompost oder in der Biotonne entsorgen. Tiefgekühlte Holunderbeeren halten sich bis zu einem halben Jahr frisch. Sollen Sie länger im Gefrierfach bleiben, müssen sie vorher blanchiert werden.[12] Der Nachteil dieser Methode ist, dass sie Strom kostet und Sie genügend Platz in Ihrer Tiefkühltruhe bereithalten müssen.

Die Methode des Einfrierens macht kaum Arbeit, sie birgt allerdings manchmal ein Platzproblem; auch ist der Energieverbrauch nicht unerheblich.

Entsaften

Nicht jeder hat ausreichend Platz in seiner Tiefkühltruhe. Entsaften ist daher eine gute Möglichkeit, um Beeren zu konservieren. Das Rezept fürs Entsaften finden Sie unter »Rezepte für die Küche« auf Seite 132 ff. Es gibt Dampfentsafter im Handel, die am besten konservieren. Haltbaren Holundersaft kann man ohne Zucker herstellen.

1,5 Kilogramm frische Beeren ergeben etwa 1 Liter Holundersaft. 1 Liter Holundersaft reicht aus für etwa 5 bis 6 Honiggläser Marmelade. Durchs Entsaften kann man größere Mengen Saft für die beerenfreie Zeit einfrieren, braucht natürlich auch Platz zum Aufbewahren der Flaschen. Wenn Sie den Saft gleich zu Sirup einkochen oder ihm durch langes Kochen etwa die Hälfte der Flüssigkeit entziehen, ist Entsaften eine platzsparende Methode der Konservierung.

Entsaften macht am meisten Arbeit, dafür ist der Energieverbrauch eher gering.

INFO

DIE VERARBEITUNG WEITERER PFLANZENTEILE

Blätter und Rinde können Sie klein schneiden und in einem Dörrautomaten oder im Ofen trocknen. Wurzelstücke müssen Sie vorher mit einer Wurzelbürste reinigen. Nach dem Trocknen können Sie die Pflanzenteile in Papiertüten oder dunklen Gläsern trocken und lichtgeschützt aufbewahren.

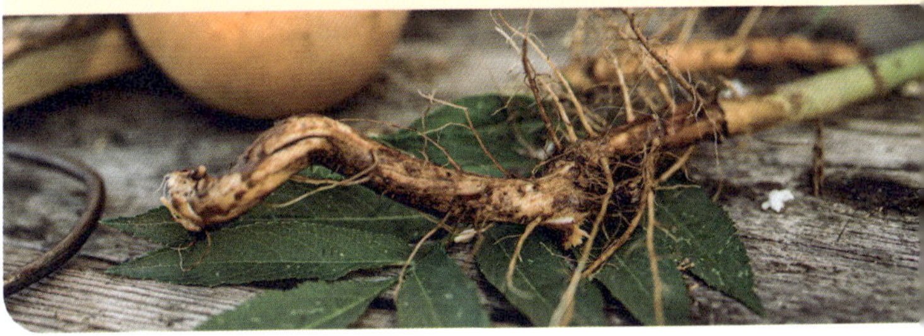

Zur Geschichte des Holunders und seiner volksmedizinischen Anwendung

»Rinde, Beere, Blatt und Blüte,
jeder Teil ist Kraft und Güte,
jeder segensvoll.«

Altes Sprichwort

Der Holunder bei den Germanen und Kelten

Der Holunder begleitet die menschliche Entwicklung seit Urzeiten. Samen fand man in prähistorischen Siedlungen sowohl in Europa als auch in den USA. In megalithischen Langgräbern wurden beschnittene Holunderblätter gefunden. Bei Ausgrabungen von steinzeitlichen Wohnstätten, errichtet vor 12 000 Jahren in der Schweiz, fand man Überreste von Holundersamen und -beeren sowie kleine Zweige. Die Germanen färbten mit Holundersaft Gesichter und Götterbilder.[13] Für sie und die Kelten, die etwa ab 800 v. Chr. für fast 1000 Jahre die führende kulturelle Macht in weiten Teilen Europas waren, war der Holunder der Baum der alten germanischen Göttin Frau Holle, der Holden, was auch »die Strahlende« und »die Glänzende« bedeutet – Beinamen der nordischen Göttin Frigg, althochdeutsch Frija oder Freya, Schutzpatronin von Ehe und Mutterschaft.

Ihr weiterer Beiname Hulda, auch Holda oder Holle, weist auf den ausgleichenden Aspekt ihrer Güte hin. Als Urform der Hulda oder Holda gilt die jungsteinzeitliche Große Mutter. In der keltischen Mythologie spielt der Holunder eine tragende Rolle als Baum der Königin und des dritten Mondes. Er galt den Kelten und ihren Druiden als heilig und gehörte zu ihren wichtigsten Kraftbäumen, den »Häuptlingsbäumen«. »Es heißt, dass man den Holunder nicht nach Gutdünken pflanzen kann, sondern ›sie‹ (Frau Holle) sucht sich den Ort aus, wo sie wachsen will.«[14]

Für unsere Vorfahren war der Holunderbaum die Schwelle zu den Ahnen, und der Holundermutter »Hollerfrau« – dänisch »Hyldemoer« – sprach man Wohlwollen gegenüber Kindern und Fruchtbarkeitssegen zu. Heute erinnert das Märchen »Frau Holle« an den alten Mythos.

Frau Holle, Hulda, eine Göttin

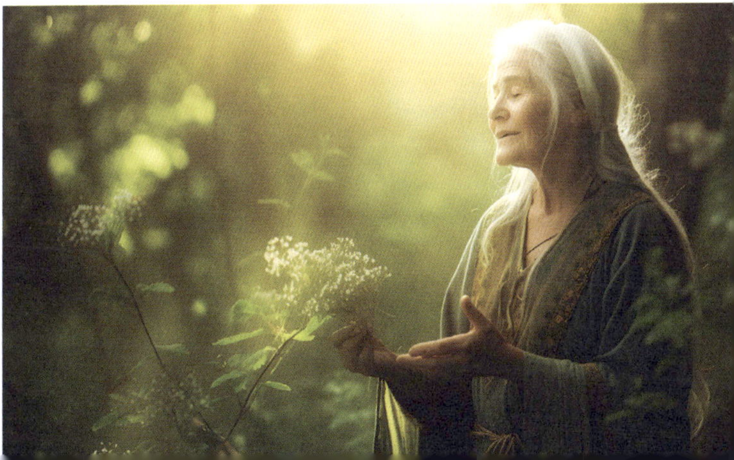

Wer den Weg der Lichtgöttin geht, so glaubten unsere Vorfahren, der wird wie »Goldmariechen« überschüttet mit dem Gold der Erkenntnis und Weisheit. Wer die Gesetze der Göttin aber mit Füßen tritt, der habe als »Pechmariechen« die Konsequenzen zu tragen. Für Kelten und Germanen war die gesamte Natur beseelt und Abbild von Gottheiten. Götter sind bei den Kelten und Germanen Natur- und Schöpfungskräfte und weisen auf das Numinose – das Göttliche als unbegreifliche Macht – in der Natur hin. Religion und Mythologie waren immer eins. Ihre Götter lebten in der Natur.

Max Höfler, Experte für die volksmedizinische Botanik der Germanen, geht davon aus, dass der Welt- und Lebensbaum der Edda ein Fruchtbaum war und vielleicht sogar der Holunder. Nur ein Fruchtbaum konnte Fruchtbarkeit, Zeugungskraft, Kindersegen und leichte Entbindung schenken. Die Obstbäume, die wir heute kennen, wurden erst vor etwa 6000 Jahren von den alten Römern aus Kleinasien mitgebracht und dann in ganz Europa verbreitet.[15]

In seiner Funktion als Schutzbaum sollte er nach dem Glauben von Germanen und Kelten Blitzschlag fernhalten, den Hausstand schützen und dem Haus Segen schenken. In beiden Völkern wurden unter dem Hollerbusch Opfergaben dargebracht, Tote bestattet, Versammlungen abgehalten und Rituale zelebriert. Alles vom Holler wurde von den Germanen volksmedizinisch verwendet. Hollerküchl galten als Mittel gegen Zahnweh,

Hollerfrüchte und Hollerrinde halfen in der nordischen Volksmedizin gegen Hauträude, Kopfweh und Eingeweidewürmer, und der Rindensaft wurde gegen das »tägliche Fieber« (gemeint war wahrscheinlich *Malaria tertiana*) verwendet.[16] Holunderblätter wurden ausgekocht, die Rinde zermahlen und mit Essig gemischt, und die Beeren verwendete man zum Färben von Stoffen.[17] Nicht nur in Europa, auch bei den Ureinwohnern Nordamerikas wurden Musikinstrumente und Werkzeuge aus Holunderholz gefertigt und Blüten geröstet. Kein Wunder, dass der Holunder die Menschheit in Europa und den USA schon seit alters her begleitet, ist doch seine Vielseitigkeit als Nahrungsmittel, Medizin und Rohstoff sowie als Farbstoff für Wolle und Leder, Material für Musikinstrumente und Spielzeug fast unerschöpflich.[18] Wolf-Dieter Storl hat in seinem Buch »Die Pflanzen der Kelten« dem Holunder ein ethnobotanisches Denkmal gesetzt. In seinen Augen ist Frau Holle die germanische Göttin Hel, eine archaische Göttin, die sowohl Menschenseelen als auch Pflanzensamen in ihr unterirdisches Reich mitnimmt – als Vorbereitung zur Wiedergeburt. Ehrfurchtsvoll verneigten sich daher einst die Bauern vor dem blühenden Hofholunder und zogen den Hut vor ihm, die Frauen machten einen Knicks. Nur Witwen und Waisen durften den Baum beschneiden oder sein Holz verbrennen. Noch nicht einmal pflanzen sollte man ihn: Die heilige Mutter Ellhorn würde sich ihren Platz selbst aussuchen.

Der Holunder in der Antike

Die Ägypter hielten sich mit Holunder Insekten vom Leib und nutzten die Pflanze auch bereits als Heil- und Lebensmittel.[19] Sie verwendeten beispielsweise äußerlich Holunder zur Wundheilung bei Verbrennungen und zur Verbesserung des Hautbilds. Hippokrates hinterließ Informationen über die Verwendung der Wurzel, der Blätter und des Saftes und nutzte alle Pflanzenteile als abführendes, harntreibendes und gynäkologisches Mittel. Von ihm sollen auch die Bezeichnungen »Hausapotheke des einfachen Mannes« und »göttliche Pflanze, die alles heilt, mit dem sie in Berührung kommt« stammen. Es kann aber sein, dass dies eigentlich Zitate seiner Schüler sind.[20]

Die Hauptanwendungsgebiete des Holunders blieben von der Antike bis in die Gegenwart Atemwegserkrankungen, Ödeme, Verdauungsprobleme, Entzündungen aller Art einschließlich Arthrose und Arteriosklerose, Infektionskrankheiten, Nervenerkrankungen sowie sogenannte Frauenleiden wie Unterleibsbeschwerden und Harnwegsinfekte.[21]

Pedanios Dioskurides, ein griechischer Arzt, der zur Zeit Neros im römischen Reich lebte, verfasste mit »De materia medica« eine große Arzneimittellehre über sämtliche im Altertum üblichen Heilmittel, darunter auch den Holunder. Es finden sich in diesem Werk zahlreiche Rezepte.[22] Die Wurzeln sollen Wassersüchtigen und bei

Schlangenbissen helfen, die Blätter wurden als Umschlag bei Geschwüren und Entzündungen aufgelegt, und die Beeren dienten nicht nur Heilzwecken, sondern auch dem Schwarzfärben der Haare.[23]

Holunder im Mittelalter

Im Mittelalter war der Holunder als Heilpflanze von der Bevölkerung hochgeschätzt und wurde als »Universalmedizin« oder als »unseres lieben Herrgotts Apotheke« gelobt. Er galt als wassertreibendes, abführendes, fiebersenkendes, leber- und milzreinigendes und magenstärkendes Hausmittel. Auch äußerlich sollten Holunder-Waschungen bei Knochenbrüchen helfen. »In der Volksmedizin war und ist der Holunder eines der bekanntesten und beliebtesten Volksheilmittel.«[24] Ein Tee aus Blüten wurde wegen seiner schweiß- und wassertreibenden Wirkung bei Rheuma, Gicht, Hautkrankheiten, Wassersucht und auch gern bei Erkältungskrankheiten getrunken. Die frische Rinde wurde auf Brandwunden und Insektenstiche gelegt. Albertus Magnus (1193–1280), Dominikanermönch und Bischof von Regensburg, beschrieb in seinem Klassiker »De vegetabilibus« die Anwendung der von oben nach unten abgeschabten Rinde des Holunders als Abführmittel. Diese Anwendung war in vielen Teilen der Welt verbreitet, zum Beispiel auch bei den Indianern Nordamerikas. Von unten nach oben geschabt soll Holunderrinde auch als

Brechmittel wirken.[25] Die Äbtissin Hildegard von Bingen (1098–1179) bezeichnete den Holunder als »Apotheke des armen Mannes«.

Nach Einführung des Christentums war es dann bei hoher Strafe verboten, an Quellen und unter Bäumen zu beten und zu opfern. Aus der lichtweisenden Muttergöttin Hulda oder Holle – daher kommen die Wörter »hold« und »Huld« – wurde eine zwielichtige Gestalt, die kleine unartige Kinder raubt. Aus der Segen spendenden Göttin, die in den Raunächten über Land fliegt und neues Leben schenkt, wurde jetzt eine grausige Spukgestalt. Und die Gerüchteküche blühte: Judas soll sich an einem Hollerbaum erhängt haben, Kinderwiegen aus Holunderholz seien gefährlich, und Hexen sollten im Hollerbusch wohnen.

Die Dämonisierung der Fruchtbarkeitsgöttin tat der Heilkraft des Holunders natürlich keinen Abbruch.[26] Die Verehrung des Holunders auf dem Lande blieb. Schließlich verbreitete die Kirche die Legende, Mutter Maria habe die Windeln des Jesuskindleins über den Zweigen eines Holunderbusches getrocknet. Die Aufklärung belebte die alten Quellen der Antike, und der Volksglauben hatte ohnehin dem Holunderbaum die Treue gehalten.[27]

Theophrastus Bombastus von Hohenheim (1493–1541), Paracelsus genannt, hielt große Stücke auf den Holunder und gebrauchte ihn zur Behandlung von Gicht, gegen Schwindel und bei Verstopfung. Konrad von Megenberg

(1309–1374) empfahl Holunderbeerensaft zur Stärkung der Widerstandskraft gegenüber Krankheiten.[28] 1644 verfasste der Arzt Dr. Martin Blockwich ein 230-seitiges Buch ausschließlich über den Schwarzen Holunder mit dem Titel »The Anatomy of the Elder«.[29] Über die Verwendung der Beeren sagt Pfarrer Kneipp (1821–1897): »So rühre man nur einen Löffel eingemachter Beeren in ein Glas Wasser. Dieser Trunk reinigt den Magen, wirkt harntreibend und günstig auf die Nieren.«[30] Er schrieb weiter: »Am Holunderbaum sind wirksam die Blätter, die Blüten, die Früchte, die Rinde und die Wurzeln.«[31] Er empfahl zum Beispiel einen Tee aus frischen Blättern zur Blutreinigungs- und Frühjahrskur und die gedörrten Beeren pur, mit Wasser zu einem Brei zubereitet, oder ebenfalls als Tee. Und wünschte sich: »Dass der alte Freund wieder zu neuem Ansehen kommen möchte!«[32]

In der Pflanzenheilkunde von heute wird Holunderblütentee nicht nur bei Fieber, Grippe und Erkältung eingesetzt, sondern auch bei Gicht, Infektionskrankheiten, Lungenentzündung, schlechtem Körpergeruch und Hautunreinheiten. Auch die Verwendung der Beeren ist vielfältig, unter anderem aufgrund ihres antioxidativen Potenzials. Viele wissenschaftliche Studien[33] bestätigen die Anwendungen der Volksmedizin.

INFO

DIE NAMEN DES HOLUNDERS

Der lateinische Gattungsname ***Sambucus*** stammt von »sambuce«, der römischen Lyra aus Holunderholz.[34] Der Schwarze Holunder hat bei uns viele Namen, was ein Zeichen der Wertschätzung unserer Vorfahren für diese Heilpflanze ist. In Norddeutschland nennt man ihn Flieder, man spricht von Fliederbeeren oder Fliederbeerstrauch, und im Süden vom Hollerstrauch oder Holler. Der Name »Flieder« wurde dem Holunder auch in einigen Alpentälern gegeben, ein sogenannter »Geistername«, weil der Name des heiligen Baumes nicht ausgesprochen werden sollte.[35] Die volkstümliche Erklärung schlägt eine Brücke zu Frau Holle – Hollerbusch –, zur Holda und zur germanischen Göttin Freya, unter anderem Schutzpatronin der Pflanzen und Tiere. Holla und Holda verkörperten die Göttin der Kinder und der Familie und damit auch den Kontakt zu den Ahnen. Alt- und mittelhochdeutschen Ursprungs sind holuntar, holantar, holdir, holdira, holder, holerbaum, holdirbaum, Namen, die Margarete Reetz in ihrer Dissertation »Die Synonymik des Wortes ›Holunder‹ in den deutschen Mundarten« zusammentrug. Das althochdeutsche Wort »Holunta« stammt von »Holun«, heilig und gnädig, ab. Holunderbüchsen oder Wasserspritzen, die früher vor allem Jungen aus Holunderholz fertigten, erklären Bezeichnungen wie Büchsenstrauch, Bösholtz oder Ballebüssenholt. Weitere Namen im deutschen Sprachbereich sind Aalhorn, Achenstaude, Altholder, Alhören, Backholder, Betschel, Eiderbaum, Elhorn, Eller, Elda Mor, Dolder, Flier, Fledder, Hitschel, Hölder, Huskolder, Keilken, Keiseken, Kelkenbusch, Quebeke,

Zickenblüten, Zwebetblüten, Schwitztee, Schotschke, Zibke, Schibike, Klekenblüten, Kissekenbaum (Kisse heißt im Niederdeutschen Kirsche). Der Name Ellhorn entstammt dem Friesischen, Aalhorn stammt aus dem holländischen Sprachraum.

Auf Französisch wird Holunder auch Arbre de Judas genannt, Judasbaum. Judas, so die Kirche, soll sich an einem Holunderbaum erhängt haben. Andere französische Namen sind Baccae, Baies de Sureau, Fruit de Sureau, Grand Sureau, Hautbois, Sureau Européen, Sureau Noir, Sussier, Arbre des Fées, Feenbaum. Auf Englisch heißt der Schwarze Holunder Black-Berried-Alder, Black Elder oder einfach Elder bzw. Elderberry. Elder heißt Senior, in dieser Bezeichnung wird die Assoziation mit den Ahnen ausgedrückt.[36]

Wenn der Hund der beste Freund des Menschen aus dem Tierreich ist, ist vielleicht der Schwarze Holunder der beste Freund des Menschen aus dem Pflanzenreich. Der Holunder ist seit Tausenden von Jahren Teil des menschlichen Lebens.

Sambucus nigra – Schwarzer Holunder – European black elderberry

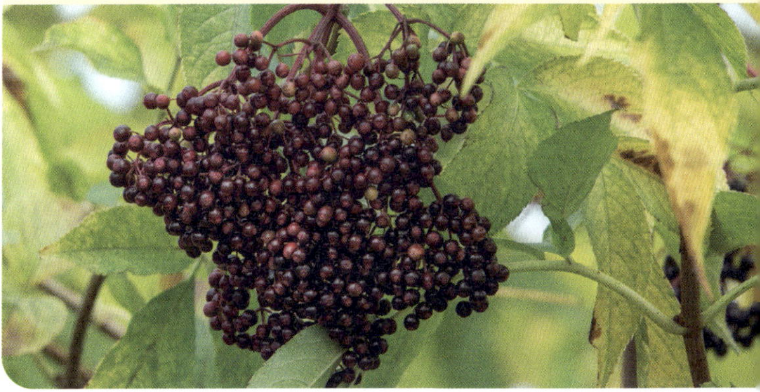

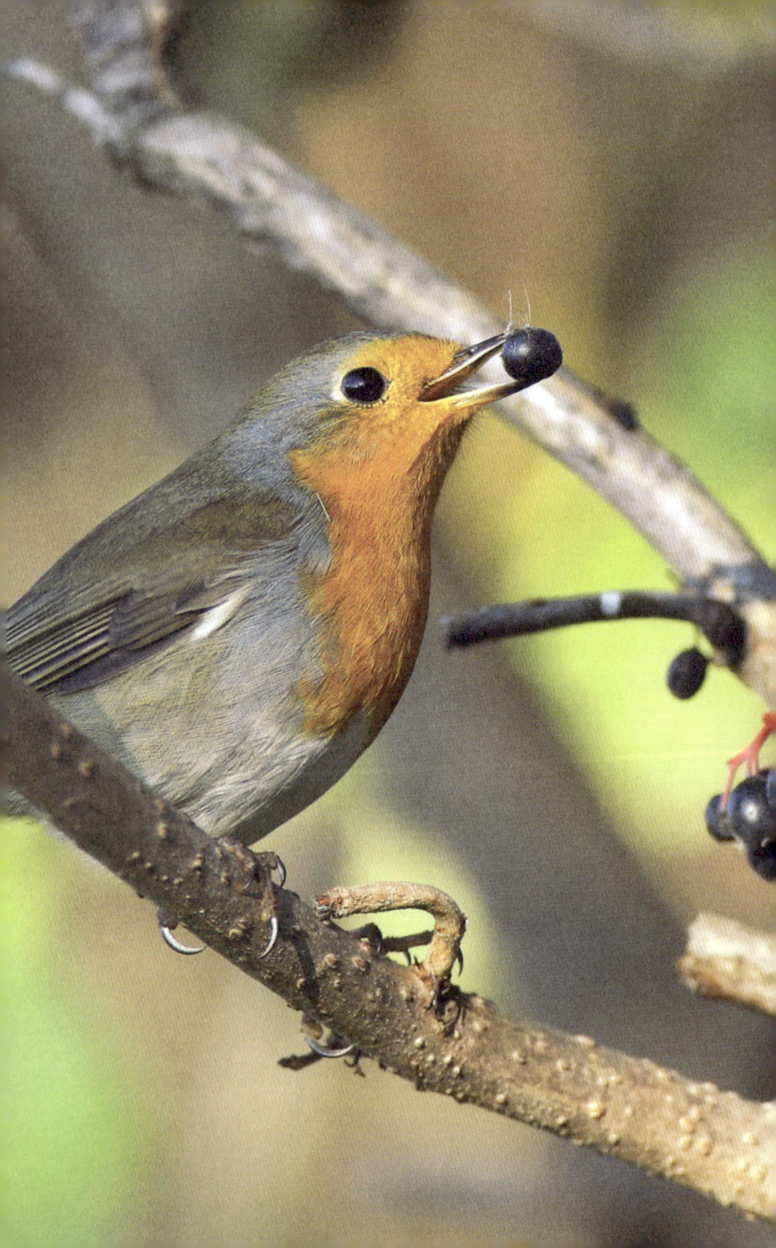

Wirkmächtige Nährstoffe

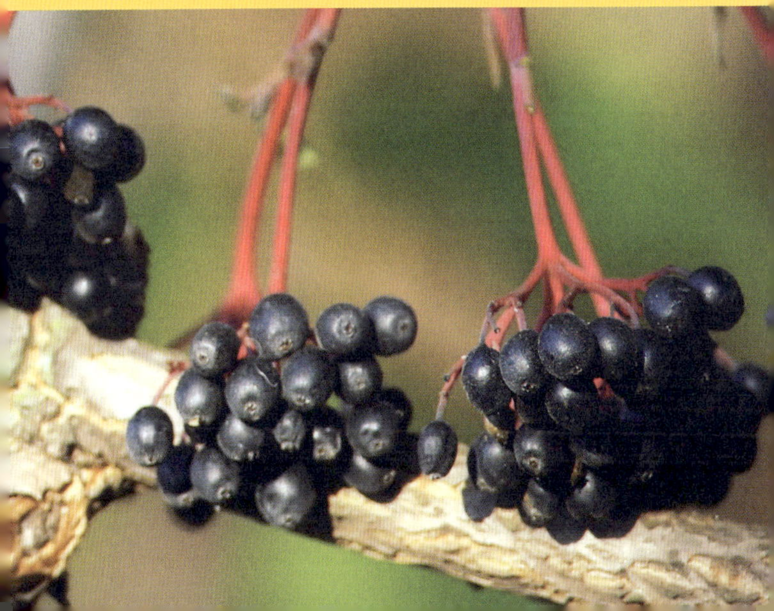

Die wertvollen Inhaltsstoffe des Holunders

Alle Pflanzenteile des Holunders einschließlich der Wurzel haben Heilkräfte. Es gibt aber Menschen, die das Blausäure abspaltende Glykosid Sambunigrin in den grünen Pflanzenteilen und unreifen Beeren nicht gut vertragen. In »Gift- und Arzneipflanzen in Mitteleuropa« heißt es, »die reifen Beeren sind ungiftig«.[37] Das Sambunigrin wird im Reifeprozess »zur Gänze abgebaut«.[38] Da aber auf fast jeder Holundertraube neben vollreifen Beeren auch unreife zu finden sind und man diese leicht übersieht, sollte man kalt gepressten Holundersaft kurz erhitzen, um Reste von Sambunigrin zu entfernen.[39]
Das Glykosid kann bei empfindlichen Menschen zu Verdauungsstörungen und Übelkeit führen. Durch Erhitzen wird es deaktiviert, weil das Glykosid hitzelabil ist. Die Früchte der amerikanischen Sorte *Sambucus canadensis* enthalten überhaupt kein Sambunigrin.
Holunderblüten sind auch roh genossen völlig unbedenklich.
Holunder bietet eine Vielzahl von Vitaminen, Mineralstoffen, Spurenelementen und bioaktiven Substanzen, die Krankheiten verhindern und bekämpfen helfen. Holunder kann man daher mit Fug und Recht als »lebende Apotheke« bezeichnen. Dr. James A. Duke sagt dazu: »Es gibt in der Holunderpflanze mehr als

50 gesundheitlich relevante Phytochemikalien, aus denen der Körper die aussuchen kann, die er gerade braucht. Die Inhaltsstoffe einer Heilpflanze arbeiten synergetisch zusammen, was ein Monopräparat der pharmazeutischen Industrie niemals bieten kann. Holunder ist eine der wichtigsten Heilpflanzen, die jemals zur ›Heilpflanze des Jahres‹ gekürt wurden.«[40]

Eine Übersicht

Die Menge und Dichte der gesundheitlich wertvollen Inhaltsstoffe des Holunderbaums sind beeindruckend.

Holunderblüten

Die Blüten enthalten Flavonoide wie Astragalin, Hyperosid, Isoquercitrin, Chlorogensäure, Kaempferol, Nicotiflorin, Quercetin und ätherisches Öl mit rund 65 Prozent freien Fettsäuren. Ferner Phenolcarbonsäuren wie Ferulasäure, Kaffeesäure, p-Cumarsäure, Apfel-, Baldrian- und Weinsäure, alle antioxidativ wirkende Polyphenole. Enthalten sind zudem N-Alkane, Sterole, Triterpene wie Alpha-Amyrin, Schleimstoffe und Gerbstoffe, Eisen und Kupfer, Ballaststoffe, Kalium (mit einem Gehalt bis zu 9 Prozent), Cholin, Beta-Carotin, Zink, reichlich Vitamin C und Linolensäure. Zudem zählen die Flavonoide Rutin und Chrysanthemin zu den Inhaltsstoffen.
Wichtig: Die Blüten enthalten kein Sambunigrin.

Holunderbeeren

Die Beeren enthalten ätherische Öle, Flavonoide wie Rutin, Isoquercitrin, Sambucin, Anthozyane, Fettsäuren wie Myristin-, Palmitin-, Palmitolein-, Stearin-, Olein-, Linolensäure (vor allem in den Samen), Sambunigrin (hauptsächlich in unreifen Früchten), Provitamin A, Beta-Carotin, die Vitamine B_1, B_2, B_6, Nicotinamid, Pantothensäure, Biotin, Folsäure, Vitamin C, Aminosäuren (davon etwa 54 Prozent Anteil an essenziellen Aminosäuren), Citronensäure, Apfelsäure, Isocitronensäure, Aromastoffe, Fructose, Glucose, Saccharose und viele Mineralstoffe: pro 100 Gramm 152 Milligramm Calcium, 305 Milligramm Kalium, 14 Milligramm Natrium, 134 Milligramm Phosphor, 73,7 Milligramm Magnesium, bis zu 21 Milligramm Eisen, 1,1 Milligramm Zink, 0,95 Milligramm Mangan und 0,29 Milligramm Kupfer. Die Früchte enthalten zudem 2,5 Prozent Eiweiß, 9,1 Prozent Kohlenhydrate, 6,8 Prozent Ballaststoffe, 0,9 Prozent Fruchtsäuren sowie bioaktive Substanzen.[41]

Holunderblätter

Die Blätter enthalten Alkane, Lektine, Flavonoide wie Quercetin und Rutosid, Sterole, Sambunigrin, Holocalin, Prinasin, Zierin, Kaffeesäure, Campesterol, Ölsäure, Oleanolsäure, Rutin, Tannin, Triterpene, Provitamin A, Vitamin C, Gerbstoffe sowie verschiedene Harze.

Holunderrinde

Die Rinde enthält Triterpene wie Alpha-Amyrin, Alpha-Amyrol, Betulin und Urolsäure, Ferulsäure, Campesterol, Cerylalkohol, n-Heptacosan, Betasitosterol, Lektine (nur in frischer Rinde), ätherische Öle, Gerbstoffe, Riboflavin sowie Sambunigrin.[42]

Vitamine

Holunderbeeren enthalten pro 100 Gramm 360 Mikrogramm Beta-Carotin, 60 Mikrogramm Vitamin A/Retinoläquivalent, 37,1 Milligramm Vitamin C, 0,07 Milligramm Vitamin B_1 (Thiamin), 65 mg Vitamin B_2 (Riboflavin), 1,5 mg Vitamin B_3 (Niacin), 0,25 mg Vitamin B_6 (Pyridoxin) und 17 mg Vitamin B_9 (Folsäure) und 1000 µg Vitamin E (Alpha-Tocopherol).[43]

Provitamin A und **Beta-Carotin** sind Vorstufen von Vitamin A, die der Körper nach Bedarf in Vitamin A umwandelt. Beta-Carotin wirkt aber außerdem noch antioxidativ. Vitamin A ist eines der wichtigsten Vitamine für unser Immunsystem und baut eine Art Schutzschild gegenüber Viren, Bakterien und Parasiten auf. Es schützt unsere empfindlichen Schleimhäute vor Verhornung, steigert die Zahl unserer weißen Blutkörperchen und die Abwehrkräfte der körpereigenen Interferone. Vitamin A sorgt außerdem für eine gesunde Netzhaut, fördert den Fettstoffwechsel der Leber und die Wundheilung.

Ist der Vitamin-A-Spiegel im Körper ausreichend hoch, kann sogar die Thymusdrüse wieder wachsen, die in zunehmendem Alter schrumpft und weniger leistungsfähig wird.[44] Auch für die Sexualität ist Vitamin A wichtig. Ein Mangel führt zu Unfruchtbarkeit bei der Frau und zu mangelnder Spermienbildung beim Mann.

Holunder steckt voller **B-Vitamine**. Alle diese »Nerven-Vitamine« arbeiten sozusagen Hand in Hand, die einzelnen haben aber spezifische Aufgaben.

Das **Vitamin B_1** oder Thiamin ist wichtig für ein gesundes Nervensystem. Wer einen Mangel hat, bemerkt vielleicht erhöhte Reizbarkeit, Vergesslichkeit oder Konzentrations- und Gedächtnisschwäche. Die Hauptfeinde dieses Vitamins sind Nikotin, Alkohol und Zucker. Holunderbeeren haben einen hohen Gehalt an Thiamin und gehören damit zu den wichtigsten Lieferanten dieses Vitamins! Ein Müsli aus Vollkorn-Haferflocken und kurz erhitzten Holunderbeeren – getrocknet oder frisch – kann Aggressivität und Übererregbarkeit abbauen.

Vitamin B_2 (Riboflavin) ist unverzichtbar für die Energiegewinnung im Körper und zur Umwandlung dieser Energie in Muskelaktivität. Auch für die Stressbewältigung ist dieses Vitamin wichtig: Es schützt die Zellen vor oxidativem Stress. Außerdem ist dieses Vitamin wichtig für gesunde Schleimhäute, das Sehen in der Dämmerung und zur Vorbeugung von grauem Star. Der Effekt von Sport wird durch Riboflavin erhöht, Sie gewinnen schneller Vitalität und Fitness.

Vitamin B_3 (Niacin) fördert eine gesunde Durchblutung und ist wichtig für die Verstoffwechslung von Kohlenhydraten, Eiweißen und Fetten. Dieses B-Vitamin ist entscheidend für eine gesunde Funktion von Nerven- und Verdauungssystem, wirkt antioxidativ und entzündungshemmend. Es geht Verbindungen mit Aminosäuren ein und bildet dadurch viele verschiedene Enzyme, die für unseren Stoffwechsel von großer Bedeutung sind. Niacin fördert die Heilung von Mundgeschwüren, Hautveränderungen und Darmerkrankungen. Auch wer unter Neuralgien, Migräne und Konzentrationsschwäche leidet, profitiert von Niacin. In Holunderbeeren sind durchschnittlich 1,5 Milligramm dieses wichtigen Vitamins vorhanden, damit gehört der Schwarze Holunder zu den wichtigsten Niacin-Lieferanten überhaupt.
Vitamin B_6, auch unter dem Namen Pyridoxin bekannt, hält die Thymusdrüse gesund und fördert den Stoffwechsel der Aminosäuren. Die Thymusdrüse ist vielleicht das wichtigste Organ für unser Immunsystem und hilft uns, Alltagsstress besser zu bewältigen. Auch braucht der Körper Vitamin B_6, um die Aminosäure Zystein herzustellen, die äußerst wichtig ist für ein gesundes Bindegewebe. Auch an der Herstellung roter Blutkörperchen und deren Farbstoff, dem Hämoglobin, ist Pyridoxin beteiligt. Wir brauchen normalerweise zwischen 2 und 3 Milligramm Vitamin B_6, bei einem ausgeprägten Stresslevel und bei Einnahme der Antibabypille ist der Bedarf jedoch stark erhöht.

INFO

VITAMIN B_6

Weitere gute Vitamin-B_6-Quellen neben Holunder sind Nüsse und Sojaprodukte.

Außerdem enthalten Holunderbeeren **Folsäure** (Vitamin B_9), wichtig für eine gesunde Blutbildung. An einem Folsäuremangel leidet nicht nur die Mehrheit der Frauen, sondern auch viele Männer sind betroffen. Folsäure ist wichtig für die Neubildung der Zellen, für die Zellteilung sowie für den Eisen- und Vitamin-B_{12}-Stoffwechsel. Sie senkt den Homocysteinspiegel im Blut, verringert das Arteriosklerose-Risiko und damit die Gefahr von Herzinfarkt und Schlaganfall.

Mit 37,1 Milligramm **Vitamin C** pro 100 Gramm sind Holunderbeeren Spitzenreiter als Vitamin-C-Lieferant. Apfelsaft enthält 14 Milligramm Vitamin C pro Liter, Holundersaft sensationelle 260 Milligramm.[45] Vitamin C gehört zu den wasserlöslichen Vitaminen, wird also vom Körper nicht gespeichert. Daher ist eine Überdosierung so gut wie ausgeschlossen. Andererseits muss man auf die ausreichende tägliche Zufuhr dieses wichtigen Vitamins achten. Die Bioflavonoide in Holunder schützen das kostbare Vitamin und unterstützen es in seiner Wirkung – sie machen es um ein Vielfaches wirksamer. Vitamin C ist ein potenter Fänger freier Radikaler, fördert die gesunde Wundheilung und ist an der Blutbildung und dem Aufbau der Haut, der Knochen und der Zähne sowie an rund rund 15 000 Stoffwechselprozessen beteiligt. Es regeneriert das Antioxidans und Fruchtbarkeits-Vitamin E und dient zur Herstellung von Botenstoffen im Gehirn. Dieses Vitamin stärkt außerdem das Immunsystem, indem es die Bildung von Abwehrzellen fördert und die Vermehrung diverser Arten von Influenza-Viren hemmt. Außerdem baut Vitamin C überschüssiges Cholesterin ab, schützt die Blutgefäße und beugt Arteriosklerose vor und schützt damit indirekt das Herz.

Holunderbeeren enthalten viel **Vitamin E**. Dies ist nicht nur das Fruchtbarkeits-Vitamin, sondern auch ein kraftvolles Antioxidans. Ein Vitamin-E-Mangel begünstigt die Entstehung von Infekten und Arteriosklerose. Der Vitalstoff wirkt nur in Verbindung mit Vitamin C, und Vitamin C ist – wie eben beschrieben – reichlich in Holunder enthalten. Vitamin E reguliert den Blutdruck und ist für den Transport von Sauerstoff in den Zellen verantwortlich. Es unterstützt die Regeneration der Herz-Zellen nach einem Training oder anderen körperlichen Belastungen. Es senkt das Niveau des schädlichen LDL-Cholesterins und erhöht das Niveau des »guten« HDL. Außerdem senkt Vitamin E einen zu hohen Blutzuckerspiegel und hemmt die Entwicklung zahlreicher Krebsarten. Darüber hinaus beugt Vitamin E Faltenbildung vor, sorgt für eine gesunde Haut und verbessert ihren Feuchtigkeitsgehalt.

Mineralstoffe

Holunder zeichnet sich durch einen hohen Gehalt an Mineralstoffen aus, dabei sind besonders erwähnenswert: Kalium, Calcium, Magnesium, Phosphor, Mangan, Zink, Kupfer und Fluor. Holunderbeerensaft enthält 3,5-mal so viele antioxidative Gerbstoffe wie Apfelsaft.[46] In 1 Liter Beerensaft befinden sich 8 Gramm Mineralstoffe.
Calcium wird für die gesunde Zellteilung benötigt, ist Hauptbestandteil von Knochen und Zähnen und an der Blutbildung beteiligt. Dieser Mineralstoff ist außerdem ein wichtiger Faktor bei der Blutgerinnung und der Regulation der Reizleitung zwischen den Nervenzellen. Das im Blut gelöste Calcium wirkt auch als Nervenreizstoff, was für unsere Stimmung von Bedeutung ist.
Fluor in Holunder ist ebenfalls wichtig für die Knochengesundheit und beugt Osteoporose vor. »Holunder enthält eine sehr günstige Kombination von Calcium und Fluor und gilt als wichtiger Lieferant des Spurenelements.«[47]
Kalium ist wichtig für ein gesundes Herz und fürs Säure-Basen-Gleichgewicht als Gegenspieler zu Natrium. Nur mit ausreichend viel Kalium können Nervenreize optimal weitergeleitet und die elektrische Spannung an der Zellmembran aufrechterhalten werden. Bei einem Kaliummangel kann es zu Herzrhythmusstörungen, Schwächeanfällen, Kopfschmerzen, Schwindel, Müdigkeit und Nervosität kommen. Auch die Sauerstoffversorgung des Gehirns ist auf Kalium angewiesen.

Magnesium spielt eine wichtige Rolle für die Entstehung von Leben und ist daher üblicherweise konzentriert in Samen, Eiern und Pflanzenkeimen zu finden. Es aktiviert mehr als 300 Enzyme und hilft bei der Umwandlung von Nahrungseiweiß in Aminosäuren und körpereigenes Eiweiß. Als Entspannungsmineral sorgt es für die Entspannung von Muskeln, auch dem Herzmuskel, wirkt cholesterinsenkend und hat eine stabilisierende Wirkung auf die Blutplättchen. Es hilft bei Kopfschmerzen und Nervosität und wirkt entzündungshemmend.

Phosphor bildet im Körper in Verbindung mit Sauerstoff Phosphat und arbeitet beim Knochenaufbau eng mit Calcium zusammen. Diese Biostoffe ermöglichen überhaupt erst Bewegung. Phosphat schützt unsere Körperzellen, ist wichtig für den Nervenstoffwechsel und für die Fettverwertung.

Eisen ist von größter Bedeutung für die Bildung von Hämoglobin und damit für den Sauerstofftransport in unserem Körper. Jedes rote Blutkörperchen enthält rund 300 Millionen Hämoglobin-Moleküle. Holunderbeeren sind sehr eisenreich. Sie enthalten mit 1,4 Milligramm pro 100 Gramm bemerkenswert viel von diesem Spurenelement. Fehlt Eisen, kann der Körper nicht ausreichend rote Blutkörperchen bilden, was zu Blutarmut und Sauerstoffmangel in den Körperzellen führt. Täglich braucht ein Erwachsener etwa 10 Milligramm Eisen. Frauen in der fruchtbaren Phase haben wegen des Blutverlusts während der Menstruation einen erhöhten Eisenbedarf.

Kupfer, ein weiteres Spurenelement, stimuliert das Immunsystem, ist ein Baustein wichtiger Hormone, neutralisiert freie Radikale und schützt uns vor Toxinen.
Mangan ist wichtig für die Herstellung der stimmungsaufhellenden Botenstoffe Dopamin und Serotonin und ein wichtiger Co-Faktor beim Eiweiß-, Fett- und Zuckerstoffwechsel.
Zink ist an mehr als 300 enzymatischen Prozessen beteiligt, stellt ein wichtiges Antioxidans dar und bremst überschießende Entzündungsprozesse aus. Dieser Mineralstoff ist außerdem wichtig für den Hormonstoffwechsel, den Zellschutz und die DNA und reguliert den Blutdruck. Bei einem Zinkmangel kommt es zu Haarausfall, Unfruchtbarkeit, häufigen Infekten und Lebererkrankungen.

Aminosäuren

Hätten Sie gedacht, dass Holunder voller Aminosäuren steckt und auch deshalb bei Ernährungswissenschaftlern als besonders hochwertiges Lebensmittel gilt? Bis zu 69 Prozent seines Stickstoffs bestehen aus Aminosäuren.[48] Als Früchte enthalten nur Hagebutten und Maracujas noch mehr freie Aminosäuren.[49] Der Eiweißgehalt der Beeren beträgt 2,9 Prozent, der der Blüten 2,5 Prozent und der der Blätter 3,3 Prozent.[50] In Holundersaft finden sich pro Liter bis zu 8,4 Gramm Aminosäuren, davon sind bis zu 54 Prozent essenzielle Aminosäuren, die der Körper nicht selbst herstellen kann. Die Proteine schließen sechzehn Aminosäuren ein, davon sind neun essenziell, die der Körper über die Nahrung zuführen muss. Besonders reichlich sind in Holunderbeeren und dem daraus gewonnenen Saft oder Mus die Aminosäuren **Phenylalanin, Tryptophan** und **Tyrosin** enthalten, aromatische Proteine, die für Gehirn und Nerven tätig sind.[51] Holundersaft enthält 158 Milligramm Phenylalanin pro 100 Gramm, 52 Milligramm Tryptophan und 200 Milligramm Tyrosin.[52] Tryptophan wird vom Körper nach Bedarf in das Wohlfühlhormon Serotonin umgewandelt, das abends ins Schlafhormon Melatonin transformiert wird. Auch Tyrosin und Phenylalanin stärken Gehirn und Nerven. Außerdem finden sich in Holundersaft die Aminosäuren Isoleucin mit 106 Milligramm pro 100 Gramm, Leucin mit 235 Milligramm, Lysin mit 101 Milligramm, Cystein mit 59 Milligramm, Threonin mit 106 Milligramm, Valin mit 130 Milligramm, Arginin mit 184 Milligramm und Histidin mit 59 Milligramm pro 100 Gramm. Der Gesamtgehalt an essenziellen Aminosäuren beträgt pro 100 Gramm Holunderbeerensaft 1440 Milligramm.[53] Die Eiweißverbindungen des Holundersaftes weisen die Gütezahl von 0,94 auf, also fast die Eiweißqualität des Hühnereis mit der Referenzgröße 1. Aminosäuren sind für den Aufbau aller Gewebe essenziell und wichtig für die Herstellung von Glucose und damit für Gehirn und Nerven, da diese ausschließlich Glucose als Brennstoff verwerten.

Öle

Öle finden sich vor allem in den Samen der Holunderbeeren und im Samenmehl, aber auch in den Blüten. Die hauptsächlich vertretenen Fettsäuren sind mit 75,15 Prozent die sehr gesunden mehrfach ungesättigten Fettsäuren; die einfach ungesättigten Fettsäuren machen 14,21 Prozent aus, und der Prozentsatz der gesättigten Fettsäuren beträgt nur 10,64 Prozent. Ätherische Öle machen rund 0,01 Prozent des Fruchtfleisches aus und bestehen aus 53 Einzelkomponenten, die ätherischen Öle in Holunderblüten bestehen sogar aus 58 Bestandteilen.[54] Die **Linolensäure** in den Blüten wirkt gegen Akne, beugt Arteriosklerose vor, schützt vor der Bildung von Ekzemen, wirkt antientzündlich, verhindert die Verklebung von Blutplättchen, wirkt gegen MS-Symptome, schützt das Herz, wirkt krebsvorbeugend und gegen Metastasenbildung.[55]

Bioaktive Substanzen

Alle Pflanzenteile des Holunders stecken voller Polyphenole und weiterer gesundheitsfördernder bioaktiver Substanzen, die vor allem, aber nicht nur antioxidativ wirken. Bioaktive Substanzen, auch als sekundäre Pflanzenstoffe bekannt, werden immer mehr beachtet als Mittel der Wahl, um gesund und fit zu werden und zu bleiben.

Die größte Gruppe ist die der **Polyphenole**, die sich in Flavonoide und Phenolsäuren unterteilt. Zu den **Flavonoiden** gehören die Anthozyane oder Anthocyanidine, Flavone, Flavanole, Flavanone, Flavonole, Isoflavone und Tannine. Alle diese Stoffe finden sich in Holunder. Zu den **Phenolsäuren** zählen die Hydroxyzimtsäuren und Hydroxybenzoesäuren.

Neben den Polyphenolen gibt es noch die Gruppe der **Terpene**, aus Carotinoiden und Monoterpenen bestehend, und die Gruppe der **Saponine**, die aus Triterpenoiden und Steroiden besteht. Nur die Gruppe der Schwefelverbindungen, die wir von Moringa oder vom Rettich kennen, findet sich nicht im Holunder.

Alle erwähnten Stoffe gelten als Nutrazeutika und haben unter anderem eine präventive Wirkung gegen Krebs, sind mehr oder weniger aktiv als Antioxidantien und schützen vor stillen Entzündungen sowie pathogenen Keimen wie Viren und Bakterien.

Die Früchte enthalten Invertzucker, organische Säuren wie Ascorbin-, Weinstein- und Valeriansäure, Gerbstoffe wie Tannine und Proanthocyanidine, Lektine, ätherisches Öl, Bitterstoffe und Saponine. An antioxidativ wirkenden Gerbstoffen enthält 1 Liter Holunderbeerensaft 14 Milligramm im Vergleich zu Apfelsaft mit nur 4 Milligramm pro Liter und damit das 3,5-Fache.[56] Saponine oder Schleimstoffe, die aus Polysacchariden bestehen, finden sich auch in den Blüten des Holunders. Sie saugen Giftstoffe auf, hemmen Entzündungen, senken einen zu hohen Blutdruck, stärken das Immunsystem, hindern Viren an der Vermehrung, wirken krebshemmend, erhöhen das Darmvolumen und optimieren die Verdauung. Sie bedecken Entzündungsherde und schirmen die entzündete Stelle durch einen Schutzfilm ab, sodass weitere Krankheitserreger sich schlechter festsetzen können. Außerdem lösen sie zähen Schleim und erleichtern den Auswurf bzw. das Abhusten, zum Beispiel bei einer Bronchitis.

Holunder – und zwar alle Pflanzenteile – ist eine hervorragende Quelle von sekundären Pflanzenstoffen. In der menschlichen Nahrung geht man von etwa 10 000 dieser Stoffe aus. Bisher wurden nur wenige davon untersucht – so die Polyphenole, Saponine, Sulfide, Bitterstoffe, Phytoöstrogene, Phytosterine und Glucosinulate. Alle finden sich in Holunder, und viele wirken krebshemmend. Alle wirken entzündungshemmend, immunmodulierend – sie optimieren die Immunantwort –, antioxidativ, antibakteriell, antiviral, cholesterinsenkend, antithrombotisch – sie verhindern die Entstehung von Blutgerinnseln, die zu Embolien und Thrombosen führen können – und blutzuckerstabilisierend. Außerdem harmonisieren sie den Blutdruck und schützen dadurch das Herz.

In Holunder finden wir Flavonoide, Anthozyane wie Sambucin, Sambucyanin und Chrysanthemin in den Beeren, die Polyphenole Rutin, Quercetin, Isoquercetin, Kaempferol, ätherische Öle in allen Pflanzenteilen,

Gerbstoffe, Triterpene und Glykoside. Kaempferol wirkt fungizid, antiallergisch, antientzündlich und antibakteriell, fördert die Fruchtbarkeit, bekämpft Plaque, hat eine Anti-Tumor-Wirkung, entkrampft, entwässert und ist neuroprotektiv. Gerbstoffe fördern die Wundheilung und finden sich vor allem in Blättern und der Rinde des Holunders. Isoquercetin wirkt ebenfalls antibakteriell, baut krankhaftes Übergewicht ab, senkt einen zu hohen Blutdruck und stärkt die Gefäße. Triterpene wie Urolsäure, Betulin und Oleanolsäure wirken positiv bei Entzündungen, Allergien, viralen Infekten, Krebserkrankungen und einem erhöhten Blutdruck. Chlorogensäure hilft bei Allergien, baut Arteriosklerose ab, wirkt antibakteriell, krebsvorbeugend und -bekämpfend, beugt Diabetes vor, bekämpft Herpes simplex und andere Viren, entlastet und schützt die Leber, beugt einer Überfunktion der Schilddrüse vor, senkt einen zu hohen Cholesterinspiegel, hilft bei Sonnenbrand und als Sonnenschutz, entgiftet, sorgt für eine bessere Gehirndurchblutung, entwässert, wirkt fungizid, herzschützend, blutzuckersenkend, immunstärkend, chelatiert Schwermetalle und bringt sie zur Ausscheidung.[57] Die Polyphenole Isoquercetin und Rutosid in Holunderbeeren wirken antioxidativ und krebsvorbeugend und haben auch eine Anti-Krebswirkung, falls man von dieser Krankheit schon betroffen ist.[58] Dank der Gesamtheit ihrer Inhaltsstoffe haben 100 Gramm Holunderbeeren ein höheres antioxidatives Potenzial als die gleiche Menge Vitamin C oder E.[59]

INFO

AUGEN AUF BEI SAMBUNIGRIN

Das wichtigste Glykosid im Holunder ist Sambunigrin. Der Blausäuregehalt von Sambunigrin, selbst in grünen Pflanzenteilen und den unreifen Früchten, ist gering, doch kann er – wie bereits beschrieben – beim Rohverzehr zu Verdauungsstörungen führen, daher sollten die Beeren kurzzeitig erhitzt werden. Einige Minuten auf über 80 Grad Celsius erhitzen reicht.[60]

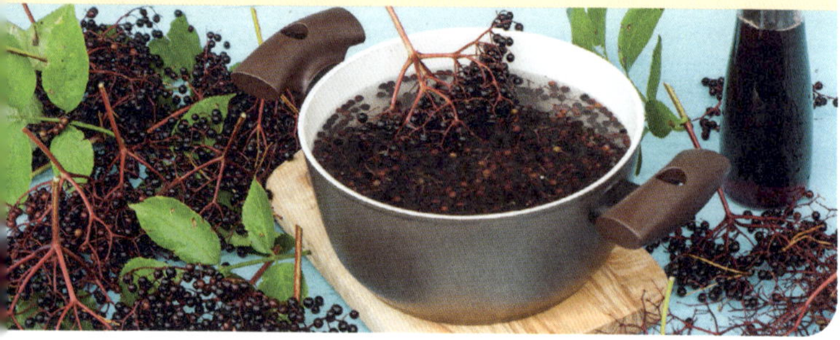

Lektine sind komplexe Proteine und senken das Risiko für Dickdarmkrebs, Fettstoffwechselstörungen, Herz-Kreislauf-Erkrankungen und Typ-II-Diabetes. Bitterstoffe sind unabdingbar für eine optimale Verdauung und einen gesunden Stoffwechsel. Sie verlängern die Dauer des Sättigungsgefühls nach Mahlzeiten und sind wahre »Fatburner«. Ballaststoffe senken das Risiko für bestimmte Krebsarten wie Dickdarmkrebs, senken das Risiko für Bluthochdruck und wirken der Entwicklung von Diabetes Typ II entgegen.

Anthozyane

Holunderbeeren stecken voller Polyphenole, und etwa 80 Prozent der Polyphenole sind Anthozyane. Anthozyane sind Flavonoide aus der Familie der bioaktiven Substanzen bzw. sekundären Pflanzenstoffe, welche für die rote, blaue und violette Färbung von Obst und Gemüse wie Kirschen, Pflaumen, Tomaten, Rotkohl, Auberginen und Beerenobst verantwortlich sind. Der Name kommt von griechisch »anthos« für »Blüte« und »kyanos« für »dunkelblau« oder »schwarzblau«. Flavonoide sind hitzestabil. Anthozyane schützen die Pflanzen vor der zellschädigenden Wirkung von UV-Licht, vor Fressfeinden, Bakterien, Viren und Pilzen. Sie binden freie Radikale, die bei oxidativem Stress entstehen, im Pflanzensaft. Genau diese Eigenschaften – Sonnenschutz und Schutz vor den negativen Auswirkungen von Stress jeder Art, vor krank machenden Viren, Bakterien und Pilzen – geben sie auch an den Menschen weiter. Anthozyane wirken als Antioxidantien, haben aber noch weitere pharmakologische Funktionen wie zum Beispiel die Anti-Krebs-Wirkung. Früchte sind die Hauptquelle – und in Europa stechen hier besonders Beeren wie dunkle Weintrauben, Blaubeeren, Aroniabeeren und Holunderbeeren hervor. Europäer nehmen durchschnittlich zwischen 18 und 65 Milligramm Anthozyane auf. Den Rekord stellen die Finnen mit durchschnittlich 150 Milligramm auf, was sich durch den hohen Konsum von Beeren erklärt.[61]

EXTRA

Holunderbeeren sind eine besonders reichhaltige Quelle für Anthozyane, bis zu 1816 Milligramm pro 100 Gramm, die 80 Prozent der Polyphenole in Holunderbeeren ausmachen.[62] Damit toppen Holunderbeeren alle anderen anthozyanreichen Früchte wie dunkle Trauben und Aroniabeeren – 750 Milligramm Anthozyane pro 100 Gramm –, Blaubeeren – maximal 515 Milligramm pro 100 Gramm –, Schwarze Johannisbeeren – bis zu 476 Milligramm –, Brombeeren – bis 350 Milligramm pro 100 Gramm –, und Rotkohl mit bis zu 322 Milligramm.[63]

Anthozyane aus Holunderbeeren werden von Endothelzellen absorbiert und schützen diese vor oxidativem Stress. Endothelzellen bilden die innerste Schicht der Blutgefäße und stellen die Barriere dar zwischen Blut und Gewebe.

Anthozyane gehören zu den kraftvollsten Antioxidantien in der Natur und schützen unsere Zellen vor verfrühten Alterungsprozessen, Entartung und Krankheit.

Die Farbstoffe sind in der Lage, im Körper Sauerstoffradikale zu deaktivieren, die für oxidativen Stress verantwortlich sind, und viele damit in Zusammenhang stehende chronische Krankheiten zu verhindern.[64] Sie wirken tumorhemmend, antientzündlich, blutdruckregulierend, immunmodulierend, schmerzlindernd, entwässernd, antiviral, antibakteriell sowie neuroprotektiv – damit beugen sie Alzheimer, Morbus Parkinson und Demenz vor; sie schützen vor Diabetes und ver-

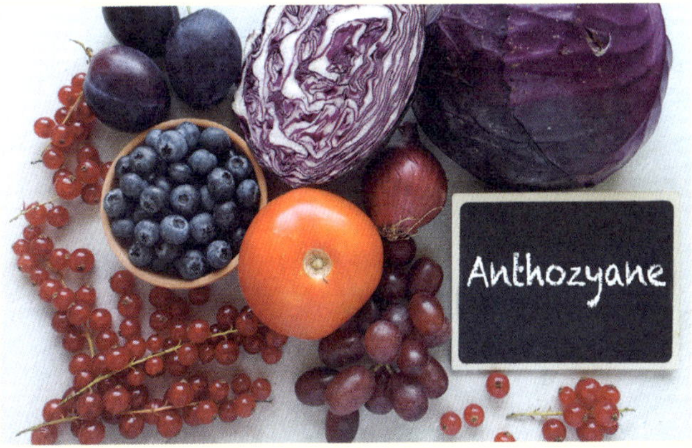

Die rote Farbe steht hier für Gesundheit pur.

hindern Thrombosebildung.[65] »Immunmodulierend« heißt übrigens, dass das Immunsystem angemessen auf Eindringlinge wie Viren oder Bakterien reagiert und es zu keiner überschießenden Immunantwort wie einem Zytokinsturm kommt.
Wenn man sich klarmacht, dass freie Radikale an allen degenerativen- und Krankheitsprozessen im Körper beteiligt sind, überrascht die große Bandbreite der Indikationen dieser starken Antioxidantien nicht.
Früher hat man angenommen, dass die Bioverfügbarkeit von Anthozyanen gering sei. Neuere Forschungsergebnisse zeigen, dass dem nicht so ist. Die Stoffwechselprodukte von Anthozyanen finden sich im Blut und liegen in höherer Konzentration vor als der Ausgangsstoff.[66] Wenn man bedenkt, dass Holunderbeeren wahrschein-

EXTRA

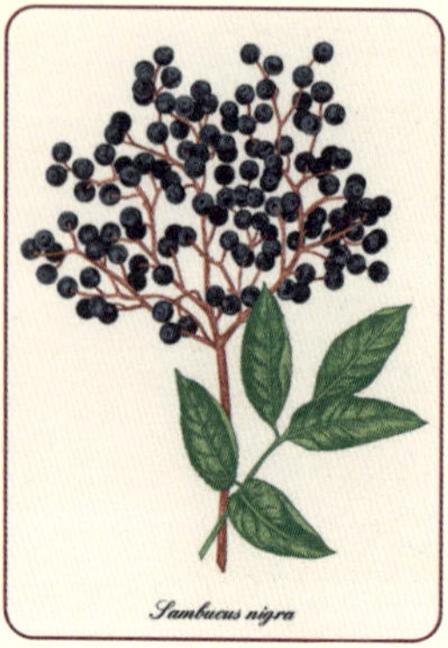

lich die anthozyanreichste Nutzpflanze darstellen, wird ihr gesundheitlicher Wert deutlich.

Der Anthozyan-Gehalt wächst mit dem Reifegrad der Beeren, aber der Gesamt-Polyphenolgehalt verändert sich in diesem Prozess nicht.[67] Interessanterweise ist der Anthozyan-Gehalt von Beeren in kultivierten Pflanzen höher als in denen von Wildwuchs. Sowohl die Konzentration von Anthozyanen als auch die von gesundheitlich bedeutsamen Flavonoiden – dies ist neben Anthozyanen eine Untergruppe der Polyphenole wie Rutin, Quercetin, Isoquercetin und Chlorogensäure – waren außerdem in Holundern, die in höheren Lagen wuchsen, höher. Für mich ist dies nicht überraschend: Pflanzen in höheren Lagen haben mehr Stress, etwa durch UV-Licht und höhere Temperaturschwankungen. Cyanidin, das Hauptanthozyan in europäischem und amerikanischem Schwarzem Holunder, ist im Letzteren besser gegen Hitze und Licht geschützt, weil die Anthozyane durch sogenannte Acylation chemisch stabiler sind.[68]

Wie Anthozyane Krebs vorbeugen und ihn bekämpfen

Krebserkrankungen nehmen laut der WHO und dem World Cancer Report dramatisch zu. Man schätzt, dass durch Prävention bis zu 70 Prozent der Krebs-Neuerkrankungen und bis zu 50 Prozent der Krebstodesfälle vermieden werden könnten. Das Deutsche Ärzteblatt meldete am 15.6.2021, dass »in Deutschland große Defizite bei der Krebsprävention bestehen« und dass »der Krebsprävention zu wenig Aufmerksamkeit geschenkt wird«. Viele Untersuchungen haben den Beweis erbracht, dass eine optimale Versorgung mit essenziellen Mikronährstoffen und insbesondere mit den überaus nützlichen Polyphenolen DNA-Schäden reduzieren kann, die Zellvermehrung von Krebszellen, die Bildung von Blutgefäßen zur Versorgung des Tumors, Antiogenese genannt, sowie die Metastasierung reduzieren und die Effekte von Krebstherapien verbessern kann.[69] Einen besonders hohen Polyphenolgehalt haben Beeren. In Studien wurden für Holunder starke krebsvorbeugende Effekte nachgewiesen, die vor allem auf dem hohen Gehalt an Polyphenolen wie Anthozyanen, Proanthocyanidinen, Tanninen, Phenolsäuren, Stilbenen und Triterpenoiden beruhen. Die Anthozyane in Holunder wie Delphinidin, Cyanidin und Malvidin fördern die Apoptose (das »Selbstmordprogramm«) und Autophagie – die Zellauflösung – der Krebszellen, blockieren antiapoptotische Mechanismen und stoppen damit die Krebsentwicklung.[70] Anthozyane in Holunderbeerenextrakten haben eine krebszellhemmende Wirkung und können die Toxidität von Krebstherapien verringern, die Wirksamkeit der Chemotherapie verbessern bzw.

EXTRA

Krebszellen für die Therapie sensibilisieren, das Risiko von Langzeitkomplikationen bei Krebspatienten senken und die Heilung beschleunigen.[71] Beerenextrakte wie in Sambufit® von Dr. Pandalis, durch Membranfiltration gewonnen, sind alkoholischen oder wässrigen Auszügen vorzuziehen, weil Membranfiltration die gesamte Fruchtmatrix der sekundären Pflanzenstoffe überleben lässt. In präventiv ausgerichteten Studien haben sich Beerenextrakte in Tagesdosierungen ab 50 Milligramm Anthozyanen zusätzlich zur Nahrung bewährt.[72]

Ein hoher Anthozyan-Anteil in der Nahrung reduziert das Risiko für erhöhte Blutfettwerte, Herz-Kreislauf-Erkrankungen, Alzheimer und etliche Krebsarten wie Brustkrebs, Schwarzes Melanom, Dickdarm- und Gebärmutterkrebs.[73] Die antientzündliche Wirkung ist wichtig, weil chronische Entzündungen das Immunsystem schwächen und Krebs fördern können.[74] Anthozyane in Holunderbeeren zeigten sich außerdem als potente Ausleiter von Schwermetallen.[75] Eine Belastung mit Schwermetallen kann zum Krebsgeschehen beitragen.

Zahlreiche Studien mit Zellkulturen zeigen, dass Anthozyane von Anbeginn der Krebsentwicklung eine krebsvorbeugende Wirkung entfalten.[76] Sie behindern das Wachstum der Krebszellen in jedem Stadium ihrer Entwicklung und verhindern die Bildung von Metastasen. Die Wirkungen waren dabei selektiv, betrafen keine gesunden Zellen, und Nebenwirkungen wurden nicht beobachtet. Herkömmliche Anti-Krebs-Therapien wie

Chemo- oder Strahlentherapie schädigen auch immer gesunde Zellen und fördern die Entwicklung von Resistenzen der Krebszelle. Außerdem sind Anthozyane in der Lage, die Resistenzen von Krebszellen gegenüber Anti-Krebs-Medikamenten rückgängig zu machen.
Die Wirkung von Extrakten aus der ganzen Pflanze war wesentlich wirksamer als isolierte oder künstlich hergestellte Anthozyane.[77]
Anthozyane schützen die Pflanze vor Schäden durch UV-Licht oder Sonnenbestrahlung. Genau diese Eigenschaft geben sie auch an Menschen weiter. Daher werden Anthozyane auch in Kosmetika verwendet – ebenso zur Prophylaxe und begleitend zur Therapie von Hautkrebs. Ein Extrakt aus Holunderbeeren erwies sich als äußerst wirksam zur Behandlung eines Melanoms (Schwarzer Hautkrebs). Forscher schlagen daher die Verwendung von Holunderbeeren-Anthozyanen als Mittel gegen Hautkrebs vor. Lippenstifte auf der Basis von Holunderbeeren zeigten signifikante Ergebnisse als Antioxidans.[78] Die Lippen sind sonnenexponiert und daher in Gefahr, Hautkrebs durch UV-Schädigung zu entwickeln.
Forscher beschäftigen sich jetzt damit, wie sie die Anthozyane aus Pflanzenextrakten wie Holunder in tiefere Hautschichten wie Dermis und Hypodermis schleusen können. Auch das Aufhellen von Pigmentflecken im Gesicht durch anthozyanreiche Pflanzenextrakte wurde beobachtet.

INFO

ANTIKARZINOGENE STOFFE IM HOLUNDER

Nicht nur Anthozyane in Holunderbeeren wirken antikarzinogen, sondern auch Polyphenole wie Quercetin sowie Triterpene wie Ursolsäure und Oleanolsäure.[79] Zahlreiche Studien zeigen deren krebsvorbeugende und therapeutische Wirkung in verschiedenen Krebsmodellen. Die beiden Triterpene zeigten sich in ihrer Wirkung zytotoxisch für Krebszellen diverser Krebsarten. Die Forscher betrachten daher auch die Wirksamkeit dieser beiden Triterpene als Argument, Holunderbeeren im Rahmen der Krebsprophylaxe einzusetzen.[80]

EXTRA

Nach dem Gesagten würde ich nicht so weit gehen, Holunder als Krebsheilpflanze zu betrachten. Ich rate allerdings jedem, der Krebs vorbeugen will, dazu, sich am besten täglich anthozyanreich zu ernähren und möglichst oft Früchte und Blüten des Holunders als Nahrungsergänzungsmittel oder Lebensmittel zu sich zu nehmen.

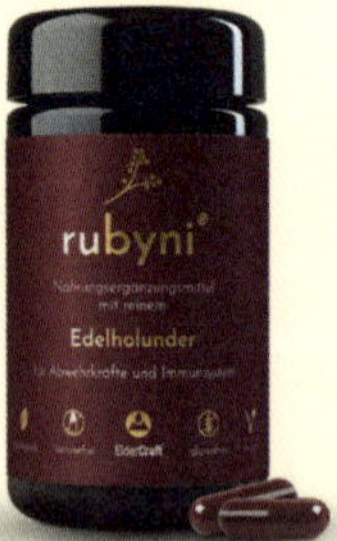

Ein bioaktives Konzentrat aus den Beeren des Edelholunders

Die Heilkraft des Holunders

Holunder ist ein Tausendsassa, was seine Heilkraft betrifft. Kein Wunder, dass er im Mittelalter als Hausapotheke und Allheilmittel galt.

Wie Holunder gegen pathogene Viren wirkt

Nach der Pandemie ist vor der Pandemie. Diese Erkenntnis habe ich durch die Lektüre des Buches »Die Rache der Pangolin«[81] gewonnen. Denn: An den Ursachen von Pandemien, ob Corona, Vogelgrippe oder der Schweinegrippe, hat sich nichts verändert. Labore in Südostasien haben immer noch keine international gültigen Sicherheitsstandards, und die Massentierhaltung führt immer wieder zu Zoonosen – das heißt, Viren verändern sich und springen auf den Menschen über. Es gibt immer noch Wildtiermärkte, und der Bevölkerungsdruck auf Wildnisgebiete mit virenreichen Bewohnern wie Fledermäusen ist enorm. Es ist daher keine Frage, *ob* es noch einmal zu einer Pandemie kommt, sondern nur, wann. Eine virale Pandemie ist wahrscheinlicher als eine bakterielle, weil Viren sich viel schneller vermehren und damit schneller mutieren als Bakterien.
Froh war ich daher, dass auch Holunder zu den Pflanzen zählt, die nicht nur antibakterielle, sondern auch antivirale Eigenschaften besitzen. Aus diesem Grund gehört

er in jede Hausapotheke, wie auch der antivirale Salbei, über den ich 2023 ein Buch[82] geschrieben habe. Er war »Arzneipflanze des Jahres 2023«.

Ein Präparat aus Holunderbeeren namens Sambucol® erwies sich als wirksam bei Grippeerkrankungen und dem damit einhergehenden Husten.[83] Das Präparat verhindert das Eindringen der Viren in die Zellen der Atmungsorgane.

Eine Grippeepidemie im israelischen Kibbuz Aza bot eine Gelegenheit zum Testen. 20 Prozent der Grippepatienten, die Sambucol® einnahmen, verspürten innerhalb von 24 Stunden nach Einnahme eine deutliche Linderung des Fiebers, der Muskelschmerzen und anderer Grippesymptome wie Kopfschmerzen, 73 Prozent fühlten sich nach dem zweiten Tag beträchtlich besser.

Nach nur drei Tagen gaben 90 Prozent der Teilnehmer an, völlig auskuriert zu sein. In der Placebogruppe fühlten sich nach zwei Tagen nur 26 Prozent besser, und die meisten der Grippekranken benötigten sechs Tage, bis sie wieder ganz gesund waren. Die aufgrund der Veröffentlichung der Studienergebnisse hervorgerufene Nachfrage führte innerhalb eines Jahres zu einem Absatz von 30 000 Flaschen Sambucol®. Das Präparat stimuliert das Immunsystem und besitzt eine Aktivität nicht nur gegen Grippeviren, sondern auch gegen andere wie das Epstein-Barr-Virus, Herpes-simplex-Viren und sogar das AIDS-Virus.[84] Das Produkt gibt es auch als Sirup für Kinder.

2017 erschien eine Übersicht über die antiviralen Eigenschaften des Schwarzen Holunders.[85] Das Flavonoid Kaempferol in Holunderbeeren hat sich als wirksam gegen Herpes-simplex-Viren gezeigt, Quercetin in Holunder gegen HSV-1-Viren und Epicatechin gegen HI-Viren sowie Methylquercetin gegen Grippeviren. Bestimmte Proteine und auch die Lektine zeigten eine antivirale Wirkung. Bioaktive Polysaccharide aktivieren die Tätigkeit von großen Fresszellen.[86] Die Polysaccharide oder langkettigen Kohlenhydrate zeigten sich besonders wirksam als Antivirenmittel und als immunmodulatorisches Mittel für die Auslösung einer optimalen Immunantwort. Die Polysaccharide verhindern die Vermehrung von Viren, wirken also direkt antiviral. Sie stimulieren aber auch die Aktivität von T-Zellen, die Viren bekämpfen, und erhöhen zusammen mit den Anthozyanen die Aktivität von Antikörpern, welche Viren neutralisieren. Außerdem aktivieren sie Zytokine, die ebenfalls effektive Virenbekämpfer darstellen.[87] Wichtig ist, dass Sie für die antiviralen Eigenschaften Holunderprodukte nehmen, die nicht auf der Basis ethanolischer beziehungsweise alkoholischer Auszüge hergestellt sind, weil mit dieser Herstellungsweise ein großer Teil der Polysaccharide zerstört wird, sondern ein Produkt wie Sambufit® von Dr. Pandalis (Apotheke), bei dem Beeren und Blüten schonend getrocknet wurden. »Sowohl die Beeren als auch die Blüten zeigten gegen Grippeviren Wirkung und sorgten für eine

schnellere Erholung und Heilung einer Grippeerkrankung.«[88]
Die Virenlast von Patienten mit HIV, die das Holunderpräparat Sinupret® bekamen, ging signifikant zurück. Das Medikament zeigte sich gegen eine große Palette von Viren wirksam und verhinderte die Vermehrung sowohl von DNA- als auch RNA-Viren. Bei Grippepatienten zeigte sich, dass zwei Flavonoide den Eintritt von Viren in Körperzellen verhindern. Die Flavonoide binden sich an Virionen und blockieren damit ihre Fähigkeit, Wirtszellen zu infizieren. Die Viren können sich nicht mehr an die Wirtszellen heften. Zahlreiche Studien belegen, dass Holunderextrakte Grippesymptome reduzieren können. Holunderbeerenextrakte zeigten sich dabei ähnlich wirksam wie die Anti-Grippe-Mittel Tamiflu® und Amantadin-ratiopharm®. Im Tiermodell unterband Holunder die Vermehrung von Viren und stimulierte die passende Immunantwort.
Grippepatienten einer weiteren Studie in Israel, die unter Influenza A und B litten, waren mit dem Holunderextrakt Sambucol® schon nach zwei Tagen symptomfrei, während die Placebogruppe dafür sechs Tage brauchte. Eine ähnliche Studie in Norwegen ergab, dass die Grippepatienten in der Holunder-Gruppe, die ebenfalls Sambucol® bekamen, durchschnittlich in zwei bis vier Tagen wieder völlig gesund waren, in der Placebogruppe erst nach sieben bis acht Tagen. Nebenwirkungen wurden nicht beobachtet.[89]

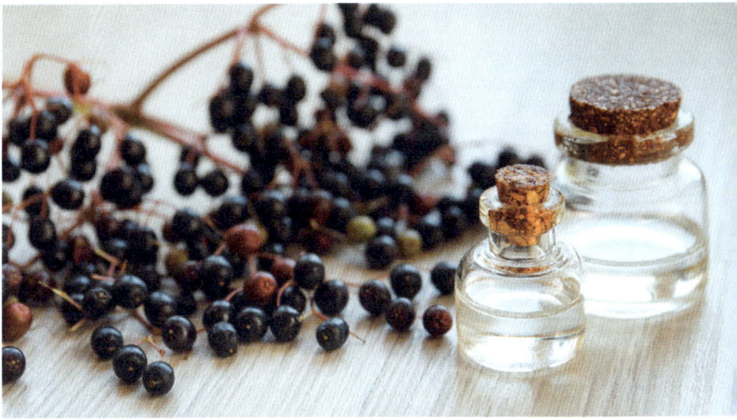

Heilkräftige Holunderbeerenessenz

Eine weitere Studie zeigte, dass Grippepatienten, die Holunderextrakt bekamen, innerhalb von 24 Stunden Symptome wie Fieber, Kopfschmerzen, Muskelschmerzen verloren, während sich die Symptome in der Kontrollgruppe innerhalb von 48 Stunden verschlimmerten und dann erst langsam zurückgingen. Ein weiterer hoch konzentrierter Holunderextrakt namens »rubyni® Edelholunder« (Eldercraft®) ließ die Dauer einer Virusinfektion von Menschen auf einem Langstreckenflug auf durchschnittlich zwei Tage schrumpfen und verringerte die Schwere der Symptome signifikant im Vergleich zur Placebogruppe. Auch wurden weniger Menschen krank in der rubyni®-Gruppe.

Holunder zeigte also sowohl eine prophylaktische als auch eine therapeutische Wirkung. Eine Studie über sechs Monate hatte zum Ergebnis, dass diejenigen, die ein Placebo bekamen, dreimal so häufig an Grippe erkrankten wie Menschen, die Sambucol® in einer Dosierung von 15 Millilitern zweimal täglich einnahmen. Diejenigen, die unter Sambucol® trotzdem erkrankten, hatten nur halb so lange unter Grippesymptomen zu leiden wie die Vergleichsgruppe. Die Forscher kommen zum Schluss, dass Holunderextrakt in Form von gut erforschten Präparaten wie Sambucol®, Sinupret®, Sambufit® von Dr. Pandalis oder rubyni® Edelholunder mit 100 % Eldercraft® eine optimale Wahl darstellen zur Prophylaxe und Therapie von Grippeerkrankungen.[90] Ich werde mich angesichts dieser Erkenntnisse in der Grippezeit mit Holunder wappnen.

Übersichtsstudien aus den Jahren 2019 und 2021 bestätigten diese Ergebnisse. Die Chlorogen- und Gallensäure in Holunderextrakten zeigt sich wirksam gegen Vermehrung sowohl von Influenza-A- als auch Influenza-B-Viren, Enterovirus 71 sowie Hepatitis-B- und -C-Viren.[91] Auch gegen eine breite Palette von Coronaviren, die die menschlichen Atmungsorgane befallen, zeigte sich Extrakt aus Schwarzem Holunder wirksam: Die Membran der Coronaviren wurde beschädigt, und dadurch waren sie nicht mehr infektiös. Eine Studie, die das Holunder-Mix-Präparat Echinaforce® mit dem Grippemittel Oseltamivir® vergleicht, erbrachte keinen Unterschied.[92]

Wie Holunder gegen pathogene Bakterien wirkt

Sowohl die Blüten und Blätter als auch die Beeren des Schwarzen Holunders entfalten eine antibakterielle Wirkung. Am stärksten ist dabei die Wirkung der Blüten, an zweiter Stelle kommen die Beeren; die geringste antibakterielle Wirkung entfalten die Blätter. Die Wirkung betraf sowohl gramnegative Bakterien wie *Salmonella poona* oder *Pseudomonas aeruginosa* als auch grampositive wie *Staphylococcus* oder *Bacillus cereus*. Blattextrakt war wirksam gegen die Bakterienstämme *Bacillus cereus* und *Serratia marcescens*, aber im Gegensatz zum Blüten- und Beerenextrakt hatte er keine antibakterielle Wirkung gegenüber Krankenhauskeimen.

Der Extrakt rubyni® Edelholunder (Eldercraft®) erwies sich in einer Konzentration von 10 Prozent sowohl wirksam gegenüber Bakterienstämmen wie den grampositiven *Streptococcus pyogenes* sowie *Streptococcus C* und *G* als auch gegenüber den gramnegativen wie *Branhamella catarrhalis* – er konnte bis zu 70 Prozent der Bakterien abtöten. In 20-prozentiger Konzentration konnte der Holunderextrakt sogar zu 99 Prozent die Entwicklung der erwähnten pathogenen Bakterien ausbremsen.[93]

Studien haben ergeben, dass die Lektine in der Holunderfrucht wirksam gegen *Helicobacter pylori* sind, gegen *Escherichia coli, Streptococcus pneumoniae, Plasmodium falciparum, Haemophilus ducrey, Haemophilus influenza* und gegen eine Menge weiterer pathogener Bakterien und Pilze.[94] *Helicobacter pylori* kann Magenkrebs verursachen, *Streptococcus pneumoniae* Lungenentzündung. Es zeigte sich, dass die Holunderextrakte rubyni® Edelholunder und Sinupret® die Symptome einer bakteriellen Sinusitis signifikant verringerten. Sinupret® ist ein Extrakt auf der Basis von Holunderblüten, Eldercraft® (früher: rubyni®) ein Extrakt auf der Basis der Beeren. Holunder, so zeigten verschiedene Studien, verbessert auch die Wirkung des Antibiotikums Doxycyclin®. Die Dosis konnte verringert werden, und damit fielen auch die Nebenwirkungen schwächer aus.[95]

Sinupret® zeigte sich wirksam bei der Behandlung von Nasennebenhöhlenentzündungen. Man nimmt an, dass für die antibakterielle Wirkung von Holunder die Lektine verantwortlich sein könnten, aber auch weitere Antioxidantien. In der ganzen Pflanze wirken gesundheitlich wichtige Inhaltsstoffe synergetisch zusammen.

2021 erschien eine Studie, die sich mit den antioxidativ wirkenden Inhaltsstoffen von Holunderbeeren beschäftigte und einen Schwerpunkt auf ihre antibakterielle Wirkung legte.[96] Es wurden frische Holunderbeeren aus polnischer Wildsammlung untersucht. Die antioxidative Wirkung von Holunderbeeren wird hauptsächlich von den Anthozyanen bestimmt (siehe Seite 57 ff.), wobei Cyanidin-3-Glucosid mit 65,7 Prozent den höchsten Anteil hat, sowie von weiteren Flavonoiden, Flavonolen und Phenolsäuren. Der Anteil der Flavonoide an den

Polyphenolen betrug insgesamt 186 Milligramm pro 100 Gramm. An der Farbe der reifen Früchte sind nicht nur die Anthozyane beteiligt, sondern auch Carotinoide und Chlorophyll. Alle drei Farbstoffe besitzen eine antibakterielle Wirkung.

Die Untersuchung zeigte ferner, dass vor allem der Gehalt an Phenolsäuren und Flavonoiden die antibakterielle Aktivität ausmachte. Bei den Phenolsäuren dominierten Chlorogensäure, Sinapinsäure und Zimtsäure. Die Konzentration betrug 139,72 und 51 Milligramm pro Gramm im Extrakt. Rutin und Quercetin waren die vorherrschenden Flavonoide. Am sensibelsten auf den Extrakt reagierten die Bakterienstämme *Micrococcus luteus, Proteus mirabilis, Pseudomonas fragii* und *Escherichia coli*. Apigenin, Kaempferol, Ferulsäure und Cumarin hatten ebenfalls eine potente antibakterielle Wirkung.

Heilwirkungen von A bis Z

Kaum eine Heilpflanze war seit der Antike so stark in Gebrauch wie der Schwarze Holunder, und zwar alle Pflanzenteile. Die Anwendungsbreite ist beeindruckend. Allein bei PubMed, einer Datenbank für Artikel und Studien aus dem medizinischen Bereich, gibt es mehr als 34 000 wissenschaftliche Studien – Stand September 2023 –, welche die medizinische Wirksamkeit vor allem von Blüten und Beeren belegen. Holunder gehört zu den besten natürlichen Waffen gegen Krankheiten, über die wir verfügen. In vielen Fällen reichen seine Wirkstoffe als Medizin völlig aus, um Beschwerden zu beseitigen und Erkrankungen zu heilen. Denken Sie bitte auch an die Gesundheitsvorsorge. Gesund zu bleiben ist noch schöner, als sich bei Krankheit selbst helfen zu können. Bei ernsthaften Symptomen gehen Sie bitte zur Abklärung zu einem Arzt oder einer Ärztin, am besten zu solchen, die sich auch mit Naturheilverfahren – mit Schwerpunkt Phytotherapie oder Pflanzenheilkunde – auskennen.

Holunderbeeren sind wahre Kraftpakete.

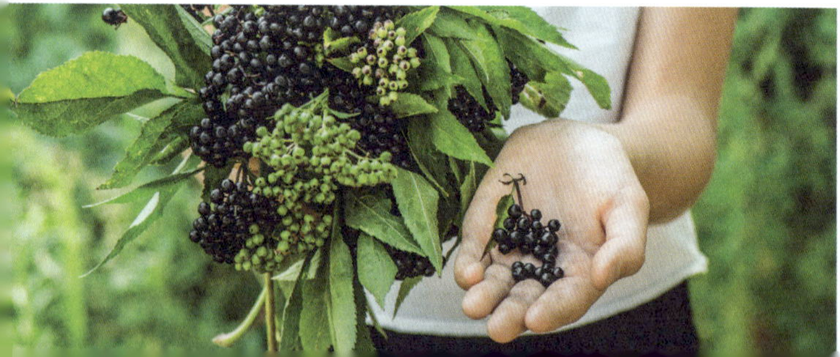

Abgeschlagenheit

Holunder steckt voller Vitamine des B-Komplexes und sorgt damit für mehr Schwung und Lebensfreude. Trinken Sie 2-mal täglich 1 Glas verdünnten Holundersaft als Kur für mindestens 8 Wochen. Reduzieren Sie Ihr Arbeitspensum, klären Sie ungelöste Konflikte, praktizieren Sie Reiki oder Meditation, und bewegen Sie sich täglich am besten an der frischen Luft, damit Sie nicht irgendwann im Burn-out landen.

Altersflecken

Siehe Stichwort »Pigmentflecken«

Alterungserscheinungen

Jeder von uns will gerne alt werden, aber niemand will letztlich alt sein. Flavonoide wie Anthozyane und weitere antioxidativ wirkende Polyphenole in Holunder binden freie Radikale und verlangsamen damit Alterungsprozesse. Die Zellen werden vor verfrühter Alterung und diversen Schäden an der DNA geschützt. Alterungsprozesse auch im Gehirn werden mit einem Zuviel an freien Radikalen und einem Zuwenig an ihren Gegenspielern, den Antioxidantien, in Verbindung gebracht. Eine Holunderkur mit Saft oder Tee über 2 bis 3 Wochen ist empfehlenswert.

Antibakterielle Wirkung

Zahlreiche Studien belegen die antibakterielle Wirkung von Schwarzem Holunder sowohl der Blüten als auch der Beeren gegen pathogene gramnegative und pathogene grampositive Bakterien. Holunderextrakte wirken auch gegen antibiotikaresistente Staphylokokken (siehe Seite 71 ff.).

Antioxidative Wirkung

Durch ihre Polyphenole – vor allem die Anthozyane in den Beeren – wirken Holunderprodukte freien Radikalen entgegen und erhöhen das antioxidative Potenzial im Körper. Eine starke antioxidative Wirkung haben im Holunder neben den Anthozyanen weitere Flavonoide, Phenolsäuren und nicht-flavonoide Phenole sowie die Terpene. Näheres finden Sie im digitalen Bonus-Kapitel über das antioxidative Potenzial von Holunder (Download auf der Produktseite dieses Buchs unter www.mankau-verlag.de).

Antivirale Wirkung

Auszüge der Blüten, Blätter, Beeren und Rinde zeigten eine antivirale Wirkung gegen unterschiedliche pathogene Viren. Holunderextrakte verhinderten in Zellkulturen die Replikation von Viren und das Eindringen von

HI-Viren in die Zellen. Das Virus vermehrt sich hauptsächlich in bestimmten Zellen des Immunsystems, den CD4-Zellen, die dadurch zerstört werden, was das Immunsystem schwächt (siehe Seite 65 ff.).

Arteriosklerose

Anthozyane in Holunderbeeren erhöhen die Widerstandsfähigkeit von Gefäßwänden, schützen diese vor Ablagerungen und verbessern die Durchlässigkeit der haarfeinen Blutgefäße.[97] Sie lösen bereits in den Arterien abgelagerte Glycoproteine und erschweren zusammen mit Vitamin C die Entstehung von Calciumablagerungen. Essen Sie häufig Holundermus und -konfitüre, und trinken Sie viel Holunderbeerensaft.

Arthritis

Die entzündungshemmenden Anthozyane und weitere Polyphenole in den Beeren helfen bei Arthritis. Holunder schwemmt Giftstoffe aus und entwässert und fördert das Säure-Basen-Gleichgewicht aufgrund seiner zahlreichen Mineralstoffe und Spurenelemente. Auch ein Blütentee wirkt entzündungshemmend. Arthritis ist eine typische »Säurekrankheit«, und Mineralstoffe sind die Gegenspieler.

Asthma

Holunderblüten helfen prophylaktisch und therapeutisch bei Asthma.[98] Flavonoide lösen den Schleim. Am besten machen Sie ein Dampfbad mit Holunderblüten.

Bauchweh

Vielleicht haben Sie das Falsche oder zu viel gegessen oder beides? Holunderblütentee – aus 2 Teelöffeln Blüten pro Tasse – beruhigt den Magen. Holundermus kann stündlich teelöffelweise eingenommen werden, weil es hilft, krank machende Stoffe schneller auszuscheiden.

Blähungen

Blütentee hilft bei Blähungen. Auch stillende Mütter, die Babys mit Koliken haben, sollten es mit Holunderblütentee probieren.

Blasenentzündung

Trinken Sie bis zu 5-mal täglich 1 Glas Wasser mit 2 Teelöffeln Holunderblütenessig (siehe Seite 103 f.) und einem Teelöffel Honig. Der Säuregehalt des Harns wird dadurch konzentrierter, und Säure hemmt das Bakterienwachstum von *Escherichia-coli*-Bakterien, die für einen Großteil der Blasenentzündungen verantwortlich sind. Trinken Sie außerdem 2-mal täglich einen harntreibenden Tee aus gleichen Teilen getrockneten Holunderblüten und -blättern – insgesamt 2 Teelöffel.

Blutfettwerte, erhöhte

Die Terpene im Holunder senken einen zu hohen Blutfettspiegel, ein Risikofaktor für Herzinfarkt. Auch die Phytoöstrogene wie Lignane und Isoflavone haben eine günstige Wirkung auf die Blutfettwerte.

Blutgefäße

Durch krank machende Ablagerungen können Verletzungen an den haarfeinen Blutgefäßen entstehen. Holunder steckt voller Polyphenole, darunter besonders viele Flavonoide und Anthozyane. Diese Inhaltsstoffe wirken nicht nur antioxidativ im Kampf gegen freie Radikale, sondern können unsere Blutgefäße schützen und, zusammen mit Vitamin C, sogar reparieren.[99]

Blutreinigung

Zur Blutreinigung empfiehlt die Kräuterkundige Maria Treben, 2 bis 3 Wochen lang täglich Holunderblütentee – 3 Tassen – oder 100 Milliliter Holunderbeerensaft zu trinken.

Brandwunden

Schon in der Antike wurde Holunder als Wundheilmittel genutzt. Legen Sie in Wasser oder (Pflanzen-)Milch kurz aufgekochte Holunderblätter auf die entsprechende Stelle, und fixieren Sie die Auflage. Nach einer Viertelstunde abnehmen und mit klarem Wasser abspülen.

Bronchitis, Bronchialkatarrh

Typische Symptome einer Bronchitis sind Reizhusten, Schmerzen in der Brust und Fieber. In der ersten Phase ist der Husten trocken und unproduktiv, in der zweiten Phase wird reichlich Bronchialschleim abgehustet. In der ersten Phase ist mehrmals täglich ein Dampfbad aus Holunderblüten angezeigt, mit 2 Esslöffeln Salz, um die Austrocknung der Schleimhäute zu verhindern. In der zweiten Phase trinken Sie bis zu 3-mal täglich den auswurffördernden Blütentee.

Inhalation wirkt Wunder.

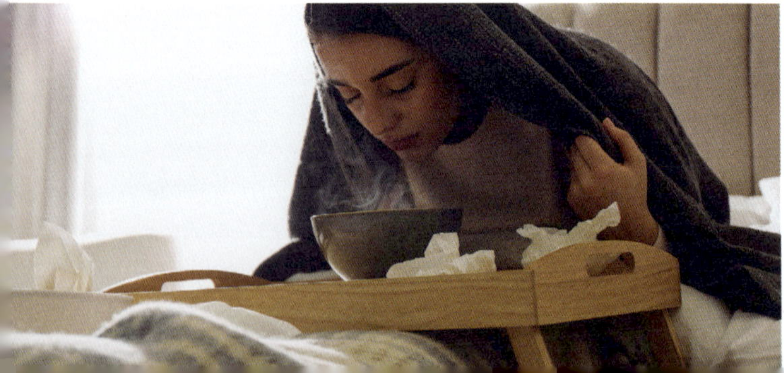

Depressionen

Bei leichten Depressionen haben sich Heilpflanzen wie Johanniskraut, Salbei – auch ätherisches Öl des Muskatellersalbeis in der Duftlampe als Aromatherapie – und Holunderblüten und -beeren bewährt. Trinken Sie kurmäßig für mindestens 8 Wochen bis zu 3 Gläser verdünnten Holunder-Muttersaft und zusätzlich 2 bis 3 Tassen Holunderblütentee zur Stimmungsaufhellung. »Holunder ist ein sanftes Mittel gegen Angst und Depressionen.«[100] Näheres finden Sie im digitalen Bonus-Kapitel über die Wirkung von Holunder auf die Seele (Download unter www.mankau-verlag.de).

Diabetes

Die Holunder-Polyphenole verstärkten im Tierversuch die Aufnahme von Glucose in der Nahrung und verringerten die Ansammlung von Fett, was für die Prophylaxe und Behandlung von Diabetikern sehr interessant ist. Beeren wie Holunder verhindern einen übermäßigen Blutzuckeranstieg nach kohlenhydratreichen und zuckerigen Mahlzeiten.[101] Auch das Risiko der Entstehung eines Metabolischen Syndroms, des Risikofaktors Nummer 1 für die Entwicklung eines Diabetes Typ II und für Herzinfarkt und Schlaganfall, wird signifikant durch den Konsum von Beeren – je dunkler, desto wirksamer – verringert.[102]

Erkältung

Bei Erkältungen profitieren Sie innerlich und äußerlich von Holunderblüten. Trinken Sie mehrmals täglich eine Tasse Holunderblütentee. Trinken Sie zusätzlich 3-mal täglich einen »Grog« aus heißem Holunderbeerensaft mit Zitronensaft und Honig. Sie können auch Dampfbäder mit Holunderblütentee machen – oder ein Erkältungsbad: Überbrühen Sie dazu 50 Gramm Holunderblüten und 200 Gramm Bittersalz (Apotheke) mit kochendem Wasser, und lassen Sie die Mischung 10 Minuten ziehen. Die gefilterte Flüssigkeit ins Badewasser geben.

Fieber

Durch erhöhte Temperatur versucht der Körper, die Vermehrung von Viren zu stoppen. Machen Sie bei Fieber ein Holunderbad. Hängen Sie ein Mullsäckchen mit 2 Handvoll getrockneten Holunderblüten in das einlaufende Wasser. Bei halb voller Badewanne legen Sie sich hinein, dann so lange kaltes Wasser nachgießen, bis Sie leicht frösteln. Anschließend gut abtrocknen und sofort ins Bett!

INFO

GARTENHILFE HOLUNDER

Ein wirksames Spritzmittel gegen den Befall der Gartenpflanzen durch Blattläuse und Spinnmilben ist ein starker Blütentee, den man 10 Minuten ziehen lässt. Gegen Pilzbefall und als flüssiger Dünger wirkt Holunderblätter-Jauche. Man übergießt 200 Gramm Holunderblätter mit 10 Litern Wasser. Die Jauche ist fertig, sobald sich kein Schaum mehr bildet. Bei Pilzbefall begießt man die betroffenen Pflanzenteile, als Dünger gießt man die Jauche auf den Boden um die Pflanze. Ein Kompost-Beschleuniger der Klostergärten besteht aus getrockneten und zerstoßenen Holunderblüten, Holunderblättern, Löwenzahnblüten, Baldrian, Schafgarbe, Eichenrinde und Brennnessel. Vor Gebrauch 3 Esslöffel Pulver mit einem Esslöffel Honig verrühren und mit Wasser in einer Flasche durch Schütteln auflösen. Löcher in den Komposthaufen bohren und Lösung hineingießen. Die Rottezeit halbiert sich.[103]

Gerstenkorn

Bei einem Gerstenkorn ist die Talgdrüse am Lidrand des Auges entzündet und vereitert. Diese Schwellung kann schmerzhaft sein. Überbrühen Sie 1 Esslöffel getrocknete Holunderblüten mit 100 Millilitern kochendem Wasser, lassen Sie den Sud 10 Minuten ziehen, seihen Sie ihn ab, und lassen Sie ihn ggf. leicht abkühlen, er sollte aber noch warm sein. Ein Wattepad mit der Flüssigkeit tränken und warm auf das Gerstenkorn legen, bis es kalt geworden ist. Anwendung mehrmals täglich. Zusätzlich 2 bis 3 Gläser Holundersaft täglich trinken – zur Steigerung der körpereigenen Abwehr.

Gicht

Gicht ist eine Säurekrankheit, die mit Übersäuerung – vor allem mit Harnsäure aus tierischen Produkten – einhergeht. Eine Fleischmahlzeit kann einen Gichtanfall auslösen. Das basenbildende Kalium in Beeren und Blüten fördert das Säure-Basen-Gleichgewicht und neutralisiert überschüssige Säuren. Außerdem wirkt Holunder antientzündlich. Trinken Sie 3-mal täglich 1 Tasse Tee aus 2 Teelöffeln Holunderblüten pro Tasse Wasser, und nehmen Sie 5-mal täglich 2 Esslöffel unverdünnten Muttersaft aus den Beeren ein, um Ausscheidung und Nierentätigkeit zu fördern.

INFO

ACHTEN SIE AUF SICH!

Chronischer Stress ist ein Säurefaktor. Ich empfehle daher Entspannungsmethoden wie Meditation und das authentische Reiki zur Neutralisierung von Säuren. Die Ernährung sollte pflanzenbetont sein.

Grippe

Holunder wirkt antiviral (siehe Seite 65 f.). Bei Grippe empfiehlt sich daher, auch zur Prophylaxe, Tee aus Blättern, Blüten oder Beeren zu trinken, Holunderbeerensaft oder als Fertigprodukt einen Flüssigextrakt wie Sambucol® oder Sambufit® (Dr. Pandalis) aus Blüten und Beeren (Apotheke) einzunehmen.

INFO

HAARFÄRBEMITTEL

Schon die Frauen im alten Rom nutzten den Blütensaft zum Aufhellen ihrer Haare und färbten sie dunkel mit der Rinde und dunkel mit violettem Touch mit Holunderbeeren.[104] Rezepte dafür finden Sie im Bonus-Kapitel über Haarefärben mit Holunder (Download unter www.mankau-verlag.de).

Haarausfall, dünnes Haar

Destilliertes Holunderblütenwasser wird traditionell als Haarwuchsmittel verwendet.[105]
Um die Kopfhaut zu pflegen, mischen Sie Holundersamenöl (oder auch Holunderkernöl) mit Sesamöl, und massieren Sie es in die Kopfhaut ein. 10 bis 20 Minuten einwirken lassen und die Haare wie gewohnt waschen. Hilft auch bei brüchigem, sprödem und glanzlosem Haar.

Hämorrhoiden

Hier helfen in Milch gekochte Blätter zur äußerlichen Anwendung. Tauchen Sie 1 Tampon in den abgekühlten Sud, und führen Sie ihn ein. Sie können auch eine schmerzstillende Breiauflage aus 1 Handvoll frischer zerquetschter Holunderblätter zubereiten, die man mit wenig Obstessig aufkocht. Die dicke Paste streichen Sie auf ein Leinentuch. Lassen Sie sie eine Viertelstunde auf der schmerzenden Stelle liegen. Anschließend abduschen oder ein Sitzbad nehmen.
Alternativ bereiten Sie ein Holunder-Sitzbad zu. Kochen Sie aus 1 Handvoll getrockneter Holunderblüten und 1 Liter Wasser einen Absud, lassen Sie ihn 10 Minuten ziehen, und verdünnen Sie ihn mit 2 Litern kaltem Wasser. Geben Sie dies in eine Badewanne, und gießen Sie so viel kaltes Wasser nach, dass die Temperatur angenehm warm ist.
Vitamin C, Rutin und Anthozyane festigen und heilen die verletzten Blutgefäße. Trinken Sie zusätzlich bis zu 5-mal am Tag ein Glas verdünnten Holundersaft.

Hautgesundheit

Durch seine Fülle von Antioxidantien sorgt Holunder für eine gesunde Haut. Die Blüten, das Samenöl (Kernöl) und die Anthozyane im Fruchtfleisch wirken entzündungshemmend und beruhigend, verzögern Alterungsprozesse und stärken die Barrierefunktion der Haut. Der Lipidmantel der Haut wird regeneriert, wovon sowohl reife als auch fettige Hauttypen profitieren. Für die Anwendung innerlich – Saft, Mus, Tee aus Blüten und Beeren – und äußerlich lesen Sie im Kapitel »Do it yourself – Heilmittel herstellen«, Seite 100 ff., nach.

Hautunreinheiten

Unreine Gesichtshaut mit Mitessern spricht gut auf ein Dampfbad mit Holunderblüten an:
1 Handvoll getrocknete Blüten auf 2 Liter kochendes Wasser mit 1 Schuss Obstessig geben. Das Gesicht für etwa 10 Minuten über den Topf beugen, mit einem Badetuch eine Art Zelt bilden. Essig schützt den Säureschutzmantel der Haut.

Helicobacter pylori

Helicobacter pylori ist ein Magenkeim, der zu Magengeschwüren und Magenkrebs führen kann. Eine 2005 entdeckte Gruppe sekundärer Pflanzenstoffe in Holunder verhindert die Anhaftung von *Helicobacter pylori* an der Magenschleimhaut und damit die Entstehung von Magengeschwüren.

Herpes

Wegen der antiviralen Wirkung wird Herpes in einigen Ländern mit Medikamenten aus Holunder behandelt.[106]

Herz-Kreislauf-Probleme

Sekundäre Pflanzenstoffe in Holunder stärken das Herz, senken Bluthochdruck und beugen damit Herzinfarkt und Schlaganfall vor. Das LDL-Cholesterin wird gesenkt, der HDL-Wert steigt, und damit wird der Arteriosklerose vorgebeugt. Machen Sie mehrmals im Jahr eine Holunderblütenkur über 3 Wochen mit Holunderblütentee oder Holunderblütensaft.

Heuschnupfen

Eine Empfehlung aus der Traditionellen Chinesischen Medizin: Trinken Sie zur Vorbeugung von Pollenallergien vor Beginn der Pollensaison täglich 3 Tassen Holunderblütentee.

Der Tee schmeckt und lindert die Symptome.

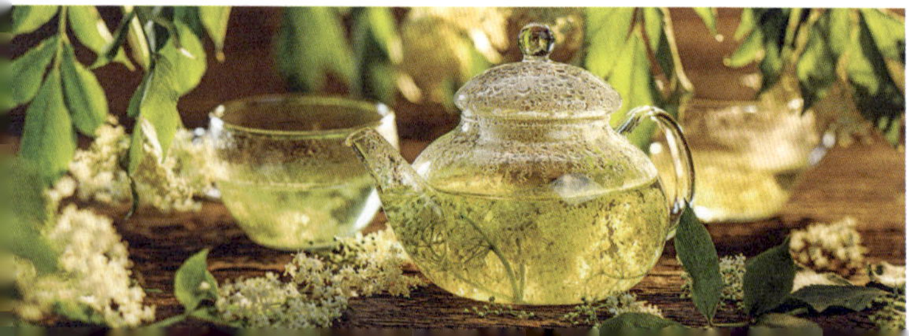

INFO

HOMÖOPATHIE

In der Homöopathie wird ***Sambucus nigra*** bei Asthma, Schnupfen, starkem Nachtschweiß, Rheumatismus von Muskeln und Gelenken sowie Malaria eingesetzt.

Husten

Siehe Stichwort »Bronchitis«

Immunsystem, geschwächtes

Zur Stärkung des Immunsystems empfiehlt es sich, eine Holunderkur zu machen. Über eine Dauer von drei Wochen trinkt man täglich 250 Milliliter Holunderblütentee oder 100 Milliliter Holunderbeerensaft. Vitamin C in den Holunderbeeren wirkt wie ein Treibstoff für unsere »Körperpolizei« aus weißen Blutkörperchen und Fresszellen.

Krebs

Besonders die dunklen Beeren des Holunders beugen der Krebsentwicklung vor und greifen in verschiedene Stadien der Krebsentwicklung ein.[107] Anthozyane, aber auch viele andere Stoffe in den Beeren, den Blüten und der

Rinde – etwa weitere Polyphenole, Terpene, Vitamin C oder Beta-Carotin – wirken krebshemmend. Oleanolsäure in Holunder wird für Cremes zum Schutz vor Hautkrebs eingesetzt, und Geschwüre der Haut und Schleimhäute werden durch seine Flavanolglykoside erfolgreich bekämpft. Sambucin und Sambucyanin hemmen das Wachstum von Tumorzellen. Lektine in Holunder werden in der Krebstherapie als Biosensoren für Tumormarker und zur Vorhersage der Wahrscheinlichkeit des Wiederauftretens unterschiedlicher Krebsarten eingesetzt.[108]
Bei Leukämie-Patienten werden Lektine aus Blättern und Rinde zur Vermehrung von Stammzellen bei der Knochenmarkstransplantation eingesetzt.[109]
Zur Krebs-Prophylaxe sollte man mehrmals im Jahr eine 3-wöchige Holunderkur machen: täglich Holunderblütentee oder Holunderbeerensaft trinken (siehe auch »Immunsystem, geschwächtes«) oder ein Fertigprodukt wie Sambufit® Holundertee aus Blüten und Blättern von Dr. Pandalis (Apotheke) verwenden. Zum Thema »Krebs« finden Sie mehr im Bonus-Kapitel über das antioxidative Potenzial (Download unter www.mankau-verlag.de) und im Kapitel »Anthozyane« (siehe Seite 57 ff.).

Kreislaufschwäche

Wegen des hohen Niacingehalts erweitern Holunderbeeren die Gefäße. Das ist bei Kreislaufbeschwerden positiv, die durch eine Verengung der Blutgefäße bedingt sind.

Lebererkrankungen

Oleanolsäure, ein Polyphenol in Holunder, wird erfolgreich bei Lebererkrankungen eingesetzt. Dunkle Beeren wie Holunderbeeren verringern das Risiko der Entstehung einer nicht-alkoholischen Fettleber.[110]

Menstruationsbeschwerden

Holunderbeeren stecken voller Vitamin B_6, Calcium, Kalium und Magnesium, welche den Unterleib entkrampfen. Trinken Sie schon vor Einsetzen der Menstruation täglich 4 Gläser verdünnten Holundersaft bis zum Ende der Periode. Auch der Blütentee wirkt entkrampfend.

Migräne

Niacin (Vitamin B_3, auch Nicotinsäure) erweitert die Blutgefäße. Mit 1,5 Milligramm pro 100 Gramm gehören Holunderbeeren zu den wichtigsten Niacin-Lieferanten überhaupt. Daher wirken Holunderbeeren sehr gut bei Migräne, prophylaktisch und therapeutisch.

Muskelschwund

Einige Krankheiten können zu Muskelschwund führen, dieser ist auch eine typische Alterserscheinung. Terpene haben sich zur Behandlung als wirksam erwiesen.[111]

Nachtblindheit

Anthozyane in Holunderbeeren verkürzen die Zeit, die unsere Augen brauchen, um sich veränderten Lichtverhältnissen anzupassen. Auch bei Netzhaut- und Bindehautblutungen infolge von Diabetes oder Bluthochdruck zeigte eine Kur mit Anthozyanen aus Holunderbeerensaft – ein kleines Glas pro Tag – gute Erfolge.[112]

Neuralgien

Symptome sind starke Schmerzschübe entlang bestimmter Nervenbahnen, die überall am Körper auftreten – häufig am Trigeminusnerv im Gesicht. Seit Jahrtausenden wird Holunder bei Neuralgien eingesetzt. Nehmen Sie kurmäßig über mindestens 8 Wochen täglich 50 Milliliter Holunderbeer-Muttersaft unverdünnt eine halbe Stunde vor den Mahlzeiten ein.

Ödeme

Früher sprach man von »Wassersucht«, und schon in der Antike wurde Holunder zur Entwässerung verwendet. Hippokrates empfahl Holunder für dieses Krankheitsbild ebenso wie Pfarrer Sebastian Kneipp. Ödeme bilden sich vor allem in den Beinen. Trinken Sie täglich bis zu 3-mal leicht verdünnten Holunder-Muttersaft. Alternativ kochen Sie 6 Einzelblätter 20 Minuten in 1 Liter Wasser, seihen den Sud ab und trinken täglich 2 Tassen davon. Auch die Wurzel hilft: Übergießen Sie 2 Teelöffel getrocknete Wurzel mit kochendem Wasser, und seihen Sie das Ganze nach 10 Minuten ab; davon 2-mal täglich 1 Tasse trinken.

Osteroporose

Der gefürchtete Knochenschwund geht meist mit einem Calcium- und Manganmangel einher – und einem Mangel an Bewegung. Durch sanftes Krafttraining oder Ausdauersport wird mehr Calcium in die Knochen eingelagert. Trinken Sie täglich 2 Gläser verdünnten Holunderbeerensaft, um Ihrem Körper Vitamin C, Calcium und Mangan zuzuführen, dazu täglich 2 bis 3 Tassen Holunderblütentee.

Pigmentflecken

Besonders die Blüten und Blätter wirken einer übermäßigen Pigmentbildung entgegen und mildern Pigmentflecken ab. Enzymhemmende Inhaltsstoffe im Holunder werden dafür verantwortlich gemacht. Destilliertes Holunderblütenwasser auf die Pigmentflecken auftupfen und einwirken lassen.[113]

Pilze

Flavonoide in Holunder sind in der Lage, pathogene Pilze erfolgreich zu bekämpfen. Trinken Sie Blüten-, Beeren- oder Blättertee und Holunderbeerensaft.

INFO

RÄUCHERN

Das weiße Mark und die Blüten werden traditionell für Räucherungen verwendet. Der Rauch von getrockneten Holunderblüten wirkt stimmungsaufhellend und angstlösend, und wir kommen mit dem Geist unserer Ahnen in Kontakt. Die Verbrennung von Holunderholz zur Winter- und Sommersonnenwende galt als Schutzzauber zur Vertreibung böser Geister oder negativer Energien. Näheres finden Sie im Bonus-Kapitel über Räuchern mit Holunder (Download auf der Produktseite dieses Buchs unter www.mankau-verlag.de).

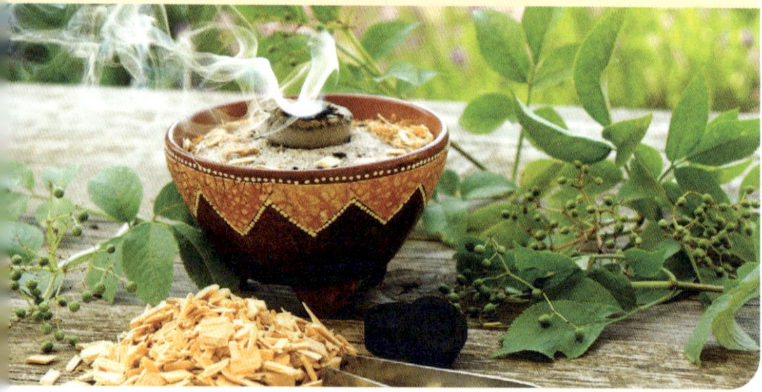

Rheuma

Rheuma (rheumatoide Arthritis) ist eine sogenannte »Säurekrankheit«. Durch das Kalium im Holunder sowie die B-Vitamine und entzündungshemmenden Stoffe werden Rheuma-Beschwerden gelindert. Machen Sie öfter ein Holunderblütenbad, und trinken Sie täglich 3 Tassen Holunderblütentee. Eine Salbe aus der Volksmedizin wird aus frischen Holunderblättern und Schmalz gekocht und anschließend fein zerstampft. Chronischer Stress ist der Haupt-Säurefaktor neben einer säurelastigen Ernährung und Bewegungsmangel. Zum Abbau von Stresshormonen und zur Prophylaxe ist Ausdauersport empfehlenswert, aber auch Methoden wie Meditation und das authentische Reiki, das ich bundesweit seit Jahrzehnten vermittle, sind sehr hilfreich.

Sonnenbrand

Eine Auflage aus zerriebenen Holunderbeeren mit Wasser wirkt kühlend und schmerzstillend. Streichen Sie eine dünne Paste direkt auf die geschädigten Hautstellen. Nach 20 Minuten abwaschen.

Thrombosen

Thrombosen entstehen durch eine Verklebung der Blutplättchen und können zum gefürchteten Schlaganfall oder zu einer Lungenembolie führen. Menschen, die eine Nahrung mit reichlich Flavonoiden und Anthozyanen – wie sie uns Holunderprodukte bieten – zu sich nehmen, können ihr Schlaganfallrisiko um bis zu 73 Prozent senken.[114]

Übergewicht

Der regelmäßige Verzehr von dunklen Beeren wie Holunder verringert die Körpermasse von Adipositas-Patienten und Übergewichtigen.

UV-Licht-Schäden

Die Anthozyane in Holunderbeeren schützen die Haut vor »Photo-Aging« durch UV-Licht, verlangsamen Alterungsprozesse und beugen der Entstehung von Hautkrebs vor.[115]

Venenleiden

An chronischen Venenerkrankungen leiden ungefähr 27 Millionen Deutsche. Besenreiser und Krampfadern sind die ersten Symptome; am Ende des Krankheitsverlaufs können schwere Symptome wie ein Unterschenkelgeschwür (offenes Bein) stehen. Flavonoide in Holunder beeinflussen Venenleiden positiv und sind daher in vielen Heiltees zur Venenpflege enthalten.

Verstopfung

Wurzel, Blätter, Rinde und rohe Früchte wirken abführend und als »Darmtrainer«. Wegen der stark wirkenden Inhaltsstoffe sollte man bei der Rinde am besten auf Fertigpräparate zurückgreifen und die Dosierungsempfehlungen beachten. Essen Sie bei akuter Verstopfung über den Tag verteilt 5 Esslöffel Holunderbeerenmus, und trinken Sie 3 bis 4 Gläser verdünnten Holunderbeerensaft. Auch ein Tee zu gleichen Teilen aus Holunderblüten und Stiefmütterchenblüten hilft. Täglich 3 Tassen trinken und die Behandlung über mindestens 3 Wochen durchführen.

Viren

Siehe Stichwort »Antivirale Wirkung«

Wechseljahresbeschwerden

Durch Phytoöstrogene im Holunder wie Lignane und Isoflavone werden Wechseljahresbeschwerden wie Schlafstörungen, trockene Haut und Schleimhaut, Knochenschwund und Hitzewallungen gedämpft. Phytoöstrogene verringern auch das Krebsrisiko.

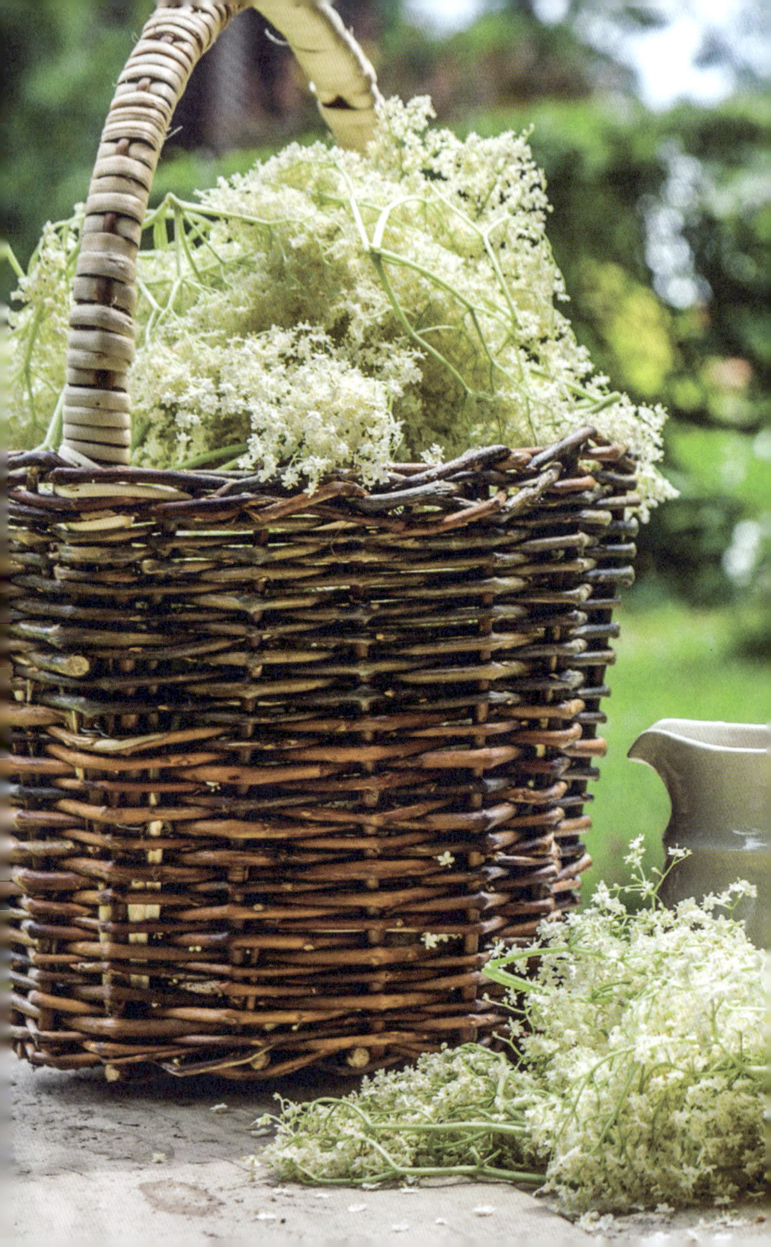

Tolle Produkte selbst gemacht

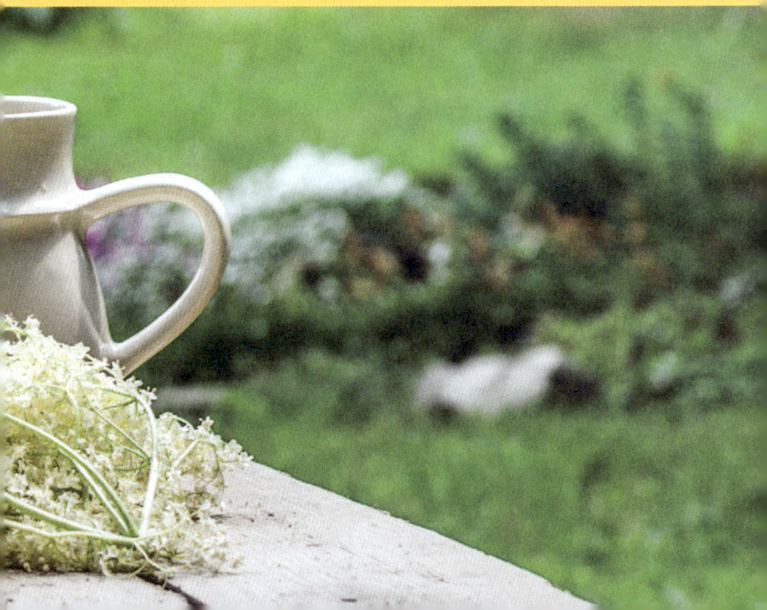

Do it yourself – Heilmittel herstellen

Holunderblüten sind Bestandteil zahlreicher Heiltees, die bei Adipositas, Asthma, zur Blutreinigung, bei Erkältung, Fibromyalgie, Frühjahrskur, Grippe, Gürtelrose, Husten, Ischias/Hexenschuss, bei kalten Händen und Füßen, Keuchhusten, Ödemen, Morbus Parkinson, Prostatabeschwerden, Rheuma und Verstopfung verabreicht werden. Diese Zusammenstellung ist schon beeindruckend und bestätigt den Ruf des Holunders als »Hausapotheke«. Im zeitigen Frühjahr empfiehlt sich eine Blutreinigungskur mit Tee aus jungen Holunderblättern. Beerenmus oder -saft im Müsli schmeckt lecker und stärkt das Immunsystem.

Blüten zupfen – fast kinderleicht

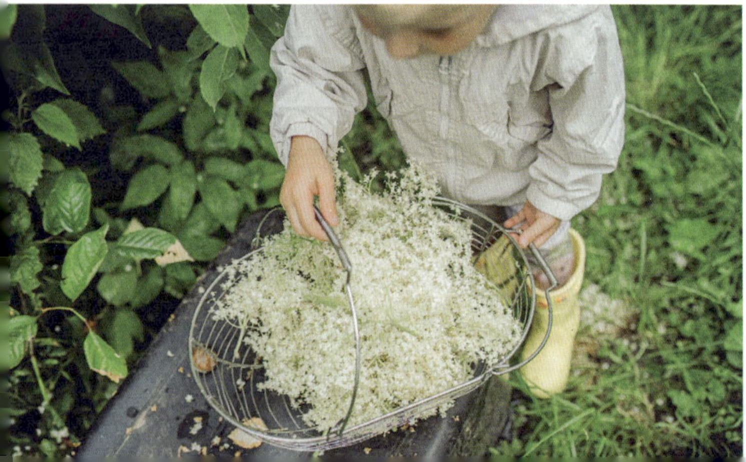

Mit Holunderblüten

Blütentee bei Blähungen

Geben Sie je 1 Teelöffel Holunder- und Schafgarbenblüten in eine Tasse, überbrühen Sie sie mit heißem Wasser, und lassen Sie den Tee 10 Minuten ziehen. Alle 2 bis 3 Stunden trinken. Dieser Tee wirkt beruhigend und entkrampfend auf den Darm.

Blütentee bei Erkältung

Nehmen Sie 2 Dolden frische Holunderblüten, übergießen Sie sie mit 0,5 Liter kochendem Wasser, und lassen Sie das Ganze 10 Minuten ziehen, damit die Polyphenole Zeit haben, ins Kochwasser überzugehen. Seihen Sie alles ab, und trinken Sie den Tee möglichst heiß in kleinen Schlucken. Möchten Sie getrocknete Blüten verwenden, nehmen Sie 1 Esslöffel auf 0,5 Liter kochendes Wasser.

Zum Trocknen der Blüten ohne Stiele empfehle ich ein Trockengerät mit Temperaturregler. Bewahren Sie danach die getrockneten Blüten lichtgeschützt in einem Schraubglas auf oder in einer Papiertüte.

Dieser leckere Holunderblütentee wirkt gut bei Erkältungskrankheiten, bei Husten, Schnupfen, Fieber, bei rheumatischen Beschwerden, Erschöpfung und Blasenentzündungen sowie bei Halsschmerzen besonders als Gurgellösung.

TIPP

Bei Ohrenschmerzen hilft ein kleines, mit Holunderblüten gefülltes Leinensäckchen, das Sie mit kochendem Wasser überbrühen, ausdrücken und warm auf das betroffene Ohr legen.

Blütentee zur Schweißbildung

Übergießen Sie 1 Esslöffel Holunderblüten, 1 Esslöffel Pfefferminzblätter und 1 Esslöffel Lindenblüten mit 1 Liter kochendem Wasser. Den Tee 5 Minuten ziehen lassen, abseihen und möglichst heiß trinken. Dieser Tee regt die Schweißbildung erheblich an. Gut bei fieberhaften Infekten und zur Steigerung der Abwehrkräfte.

Blütentee für die Seele

Eine Holunderkur mit Blütentee nur von Linde und Holunder wirkt beruhigend, entspannend und seelisch stabilisierend. Trinken Sie 4 Wochen lang täglich 2 bis 3 Tassen.

Blütentinktur (oder Auszug) zur Stärkung des Immunsystems

Man braucht Blüten von etwa 5 Blütendolden und mindestens 40-prozentigen Alkohol wie Wodka oder Korn. Blüten in ein Schraubglas füllen, bis es etwa halb voll ist, dann das Glas mit Alkohol auffüllen. 3 Wochen ziehen lassen und das Glas gelegentlich schütteln. Abseihen und in Braunglasflaschen kühl und dunkel aufbewahren. Wer nur getrocknete Blüten zur Verfügung hat, benötigt für 2 Esslöffel etwa 100 Milliliter Alkohol. Bei Erkältung, aber auch zur Stärkung des Immunsystems 3-mal täglich 10 Tropfen mit Wasser oder Tee verdünnt einnehmen. Dieser Blütenauszug wirkt entzündungshemmend, schleimlösend und fiebersenkend. Die Schleimhäute werden gestärkt, weshalb sich die Tinktur auch als Heuschnupfen-Prophylaxe und -Therapie eignet.

Blütenwasser für den Stoffwechsel

Sie brauchen 4 frische Holunderblütendolden, 2 Messerspitzen Weinstein (Apotheke) und 1 Liter stilles Mineralwasser.
Holunderblüten in eine Schüssel geben, Weinsteinsäure mit dem Wasser verrühren und über die Blüten gießen. Das Ganze zugedeckt über Nacht ziehen lassen. Vor dem Verzehr abseihen und nach Bedarf trinken.
Das Wasser regt den Stoffwechsel an.

Blütenessig für starke Abwehrkräfte

Setzen Sie dafür Holunderblüten in Apfelessig an, und lassen Sie die Blüten ein paar Tage ziehen. Dann seihen Sie die Mischung ab. Den Holleressig mit heißem Was-

ser aufgießen und je nach Geschmack mit Honig oder Ahornsirup süßen.
Dieser Essig regt den Stoffwechsel und damit die Ausscheidung an, stärkt die Abwehrkräfte und hilft auch bei Fieber und Erkältungen.

Mit Holunderbeeren

Beerentee bei Grippe

Übergießen Sie hierfür 1 Handvoll reifer abgestribbelter Beeren mit 0,5 Liter kochendem Wasser, lassen Sie das Ganze etwa 10 Minuten ziehen, und seihen Sie alles ab. Den Beerentee können Sie nach Geschmack mit Ahornsirup oder Honig süßen. Der Tee funktioniert auch mit getrockneten Beeren: Stribbeln Sie reife schwarze Beeren ab, und trocknen Sie sie in einem Trockengerät. Lagern Sie sie lichtgeschützt in einer Papiertüte oder in einem Einmachglas. Von dieser Teedroge brauchen Sie nur 3 Teelöffel auf 0,5 Liter kochendes Wasser.
Dieser Tee wirkt bei Grippe und Fieber schweiß- und harntreibend.

Beerensaft bei Grippe und Schlafstörungen

Trinken Sie bei geistiger Erschöpfung oder in Erkältungs- und Grippezeiten täglich 1 Glas Holunderbeerensaft. Bei Schlafstörungen mischen Sie 2 Esslöffel Holunderbeerensaft mit 1 Teelöffel Fichtenhonig und 1 halben Glas lauwarmem Wasser, und trinken Sie diese Mischung schluckweise vor dem Zubettgehen. Wirkt bei Erkältung, Grippe und Schlafproblemen.

Hollerrötzel als Tonikum

Rötzel sind durch Rösten getrocknete Holunderbeeren, eine beliebte Kraftnahrung der Senner und Sennerinnen in den österreichisch-bayerischen Alpen. Die Wirkung der Hollerrötzel ist seit der Keltenzeit belegt.[116] Man röstet die Holunderbeeren ohne Fett bei kleiner Flamme, bis einem ein Röstaroma in die Nase steigt, und rührt dabei mehrmals um.

Mit Holunderblättern

Blättertee zur Blutreinigung und Entschlackung

Als Frühjahrskur wird ein Tee aus frischen oder getrockneten Blättern empfohlen: Übergießen Sie 1 Handvoll frischer Blätter mit einer Tasse kochendem Wasser, lassen Sie den Sud 5 Minuten ziehen, und seihen Sie ab (wenn Sie getrocknete Blätter verwenden, reicht 1 Teelöffel zerriebene Blätter pro Tasse). Von diesem warmen Tee trinken Sie 4 Wochen lang 2 bis 3 Tassen täglich.
Der Tee wirkt blutreinigend, entschlackend, immunstärkend, stimuliert und stärkt die Nerven.

Alternative

Nehmen Sie 3 frische Einzelblätter pro Tasse, setzen Sie sie in kaltem Wasser an. Diese Zubereitungsart soll mehr Inhaltsstoffe aus der Teedroge lösen. Bringen Sie das zum Kochen, und lassen Sie den Tee eine Viertelstunde lang leicht köcheln. Dann abseihen. Der Tee wirkt gut zur Blutreinigung und als Detox.

Blättertee zum Gurgeln bei Erkältungen

Der Saft von frischen oder der Tee aus getrockneten Blättern wird seit alters her zum Gurgeln bei Halsentzündungen verwendet, er wirkt antibakteriell. Blattumschläge werden in Jütland auf offene Wunden gelegt, um Entzündungen zu verhindern.[117]

Mit Holunderwurzeln und -rinde

Rindentee bei Ödemen

Man glaubte in Naturvölkern, dass mit Holunderrindentee nicht nur Schadstoffe ausgeschieden werden, sondern auch Krankheitsgeister bzw. -erreger. Die Gallier tranken den Sud bei Sonnenaufgang an der Türschwelle mit Blick nach Osten auf nüchternen Magen, um Kontakt zur Anderswelt zu bekommen.[118] Laut Volksmedizin wirkt die Rinde, die man von unten nach oben schabt, als Brechmittel, die, die man von oben nach unten schabt, als Mittel gegen Durchfall. Diese Art der Anwendung gilt überall, wo Holunder wächst. Zerkleinern Sie 1 Teelöffel Rinde, und übergießen Sie sie mit einer Tasse kochendem Wasser. 10 Minuten ziehen lassen und abseihen. Maximal 2 Tassen täglich trinken, da der Tee abführend wirkt. Der Tee hilft bei Ödemen sowie Darmträgheit und wirkt harntreibend.

Wurzeltinktur bei Erkrankungen von Blase und Nieren

Holunderwurzeln bitte achtsam und vorsichtig ernten, nur ein kleines Stück pro Strauch und nur von einem Seitentrieb, nicht von der Hauptwurzel nehmen. Setzen Sie 20 Gramm gehackte Wurzeln mit 100 Millilitern Alkohol an. Lassen Sie das Ganze 8 Tage an einem dunklen Ort ziehen, und schütteln Sie das Gefäß ab und zu. Danach filtern Sie die Mischung. Man nimmt 3-mal am Tag 15 Tropfen. Hilft bei Blasen- und Nierenproblemen durch ihre antibakterielle Wirkung.

Frisch geerntete Holunderwurzel

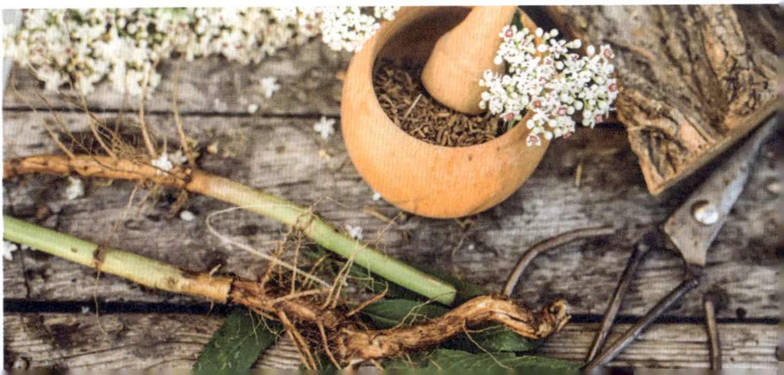

Holunderpflege zum Selbermachen

Sowohl die Blüten als auch die Beeren und Blüten des Holunders enthalten Stoffe, die für eine stabile Hautfunktion wichtig sind. Besonders zu nennen sind hier neben den Vitaminen wie Beta-Carotin und Vitamin C die Polyphenole mit antioxidativem Potenzial. Vitamin C und Beta-Carotin sind wichtig für eine gesunde Kollagenbildung, verbessern die Elastizität der Haut und versorgen sie mit Feuchtigkeit. In den dunklen Beeren sind vor allem Anthozyane sehr potente Radikalenfänger. Für die Hautpflege ist auch das Holunderöl wichtig, das aus den Samen der Beeren gewonnen wird und ebenfalls voller Antioxidantien steckt. Alpha-Linolensäure und Phytosterole im Öl wirken entzündungshemmend, abschwellend und beruhigend und helfen besonders bei sensibler

Holunder – ein Quell für Gesundheit und Schönheit

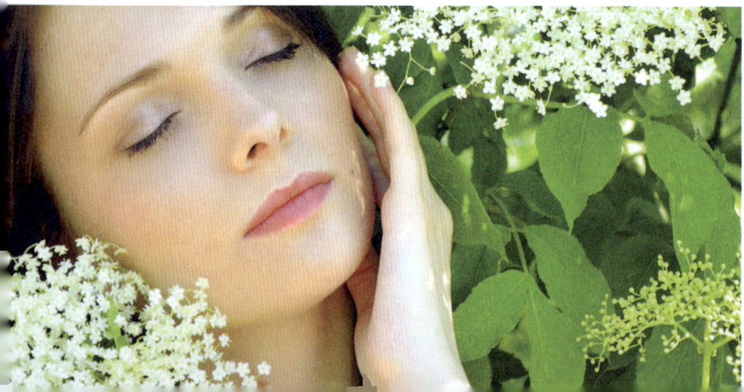

und unreiner Haut, bei Hautirritationen und Rötungen. Schon unsere Vorfahren haben daher Holunder auch äußerlich eingesetzt – zur Hautpflege und Wundheilung, aber auch für die Schönheit, um Pigmentstörungen zu behandeln und Altersflecken abzumildern.
Wichtig für die Verlangsamung von Alterungsprozessen in der Haut ist, dass Sie sich konzentriert Antioxidantien auch von innen zuführen – zum Beispiel in Form von Blütenprodukten und Produkten aus Holunderbeeren wie Marmeladen, Sirup, Säften und Suppen. Das Tolle: Die allermeisten der verjüngenden und verschönernden Stoffe in Holunder sind hitzestabil.
Fast alle Rezepte basieren auf Holunderblüten. Sammeln Sie also in der Blütezeit so viele Blüten wie möglich, und trocknen Sie sie in einem Trockengerät oder im Ofen. Waschen sollte man die Blüten nicht, weil sie sonst mit dem Pollen zu viele ätherische Öle und Aroma verlieren.

Salben und Cremes

Blättersalbe der alten Ägypter

Geben Sie 3 Teile Holunderblätter mit 6 Teilen Vaseline in eine gusseiserne Pfanne, und erhitzen Sie die Mischung, bis die Blätter prasseln. Abseihen, etwas abkühlen lassen und in Gläschen füllen.[119]
Wirkt gegen Falten, bei Sonnenbrand, rauen Händen und Lippen.

Blüten-Bodybutter

Rezept von Irmengard Linder

Sie brauchen 90 Gramm Sheabutter, 10 Gramm Kakaobutter, 50 Gramm Holunderblütenöl und 10 Tropfen ätherisches Öl nach Wahl (z. B. Wildrosenöl).

Alle Zutaten bis auf das ätherische Öl in einem hitzebeständigen Gefäß im Wasserbad schmelzen. Vom Herd nehmen, das ätherische Öl einrühren. In sterilisierte Gläser oder Dosen abfüllen. Gekühlt mindestens 1 Jahr haltbar.

Notfallsalbe auch für Kinder

In einem ersten Schritt wird ein Ölauszug aus Holunderblüten hergestellt, daraus macht man dann die Salbe. Man braucht 5 Holunderblütendolden, 4 Holunderblätter und 100 Gramm Sesamöl. Die Blüten in einem hitzebeständigen Gefäß (Konfitüreglas), das mit kochendem Wasser gespült wurde, mit dem Öl übergießen und im Wasserbad eine Stunde lang erhitzen. Eine Temperatur von 70 Grad ist ausreichend (Thermometer verwenden). Anschließend abkühlen und 12 Stunden stehen lassen. Danach erneut erhitzen und das Öl durch ein Sieb filtern.

Für die Herstellung der Salbe braucht man 50 Gramm dieses Holunderblütenöls, 5 Gramm Lanolin oder Wollwachs und 5 Gramm Bienenwachs (Apotheke). Alle Zutaten im Wasserbad bei etwa 70 Grad schmelzen

lassen, in einen sterilisierten Tiegel abfüllen und auskühlen lassen. Wer einen stärkeren Duft möchte, gibt drei Tropfen ätherisches Holunderblütenöl hinzu. Hält sich ungekühlt etwa ein halbes Jahr durch die Antioxidantien im Holunder und im Sesamöl.
Diese Salbe hilft bei Insektenstichen, Sonnenbrand, bei wundem Babypopo, bei Schürfwunden als Notfallsalbe und bei gereizter Haut.

Blütenhandpflege

Gerade wer wie ich bei Gartenarbeiten keine Handschuhe anzieht, hat oft nach dem Waschen trockene Hände. Ich pflege sie gern mit einer Handcreme aus Holunderblüten. Man braucht 120 Milliliter Kokosöl und 2 Handvoll getrocknete oder frische Holunderblüten. Zur Aufbewahrung nehme ich Tiegel aus Braunglas.
Kokosöl im Wasserbad schmelzen lassen. Die Blüten hineingeben und 40 Minuten auf kleiner Flamme im Wasserbad ziehen lassen. Abseihen und abfüllen. Im Kühlschrank ist die Pflegecreme durch die Antioxidantien in den Blüten mindestens ein halbes Jahr haltbar.

Blättersalbe bei äußeren Verletzungen

Die im Sommer gesammelten Blätter wurden früher in Schweineschmalz zu einer Salbe gekocht, die bei Prellungen, Quetschungen, Geschwülsten und Frostbeulen aufgetragen wurde. Statt Schweineschmalz kann man auch Kokosöl nehmen. Gekochte Blätter wurden auf entzündete Brustwarzen gelegt.[120]

Blütensalbe für raue Haut

Rezept von Jana Ellmer

Sie brauchen 10 frische Holunderblütendolden, ½ Liter Sonnenblumen- oder Rapsöl aus regionalem Anbau; dazu pro 100 Milliliter Ölauszug 12 Gramm Sheabutter, 12 Gramm Kakaobutter und 12 Gramm Bienenwachs. Blüten abschütteln, mit Öl übergießen und erwärmen, bis Bläschen aufsteigen. Über Nacht stehen lassen. Am nächsten Tag den Auszug durch einen Kaffeefilter abseihen und nochmals erwärmen. Sheabutter, Kakaobutter und Bienenwachs zugeben und so lange rühren, bis sich alles aufgelöst hat. In saubere Gläser abfüllen und im Kühlschrank aufbewahren. Die Salbe hält sich ein halbes Jahr und sorgt für geschmeidige Haut.

Blättersalbe bei Schwellungen und als Wundsalbe

Man braucht 110 Gramm Holunderblätter, 50 Gramm Wegerichblätter, 25 Gramm zermahlene getrocknete Efeublätter, 50 Gramm Wermutblätter, etwa 900 Gramm Kokosfett und 25 Gramm Bienenwachs. Alles zusammen etwa 3 Stunden lang auf kleiner Flamme köcheln lassen. Dann abseihen, abkühlen lassen und kühl aufbewahren.

Die Salbe hält sich mindestens 1 Jahr und ist im schön beschrifteten Marmeladenglas ein tolles Mitbringsel für die Hausapotheke. Sie erweicht harte Schwellungen und fördert die Wundheilung.

Beerenhandcreme

125 Milliliter Kokosöl im Wasserbad erhitzen. 1 Handvoll frischer reifer Holunderbeeren hinzugeben und bei kleiner Flamme 40 Minuten ziehen lassen. Die Creme in ein dunkles Schraubglas abseihen und im Kühlschrank aufbewahren. So ist die Creme bis zu 3 Monate haltbar. Die Beeren enthalten sehr viel hautglättendes Vitamin C und weitere Antioxidantien. Sie ist besonders hilfreich bei trockener und rissiger Haut.

INFO

FLECKEN ENTFERNEN

Holunderflecken auf Textilien können in kaltem Wasser eingeweicht, anschließend mit Zitronensaft oder Essig beträufelt und in der Waschmaschine ausgewaschen werden. Die Säure löst die im Obst enthaltene Gerbsäure. Auch eine Vorbehandlung mit Gallseife wirkt. Wichtig: Flecken immer sofort behandeln, dann lassen sie sich gut entfernen.

Öl und Balsam

Samenöl

Dieses Hautpflegeöl macht babyzarte Haut und pflegt Problemstellen wie Schienbeine, Fersen und Ellenbogen. Holundersamenöl (oft auch Holunderkernöl genannt) wirkt stark antioxidativ und ist reich an ungesättigten Fettsäuren, u. a. Alpha-Linolensäure, sowie Phytosterolen. Die Herstellung ist aufwendig, daher ist es nicht ganz billig. Es verbessert die Hautelastizität, stärkt die Hautbarriere, wirkt entzündungshemmend, stabilisiert den Lipidmantel der Haut und zieht schnell ein. Ich benutze es für das Gesicht, indem ich morgens und abends einige Tropfen in meine Portion Tages- oder Abendcreme mische. Man kann das Samenöl auch direkt auf der Haut verreiben und danach die Nachtcreme auftragen. Verlängert mit Sesamöl – ¹/₃ Holundersamenöl, ²/₃ Sesamöl – ist es ein hervorragendes Massage- und Körperöl speziell für trockene Haut.

Blüten-Hautpflegeöl

Rezept von Irmengard Linder

Sie brauchen 5 Dolden Holunderblüten und 100 Milliliter Mandel- oder Jojobaöl (bio).

Die Blüten von den Stielen trennen. In ein hitzebeständiges Gefäß geben und mit dem Öl übergießen, im Wasserbad bis 60 Grad erwärmen, mindestens 30 Minuten oder über Nacht ziehen lassen. Dann gründlich abfiltern, eventuell 2-mal, bis alle Schwebstoffe entfernt sind. In sterilisierte Flaschen abfüllen. Kühl gestellt mindestens 1 Jahr haltbar.

Blütenbalsam

Rezept von Irmengard Linder
Sie brauchen 10 Dolden Holunderblüten, Mandelöl (bio), Bienenwachs (bio, Apotheke), optional 5 Tropfen ätherisches Lavendelöl (Apotheke).
Übergießen Sie die Blüten in einem hitzebeständigen Gefäß mit Mandelöl, und erwärmen Sie die Mischung, bis Bläschen kommen, aber sie noch nicht kocht. Herd ausschalten, über Nacht zugedeckt ziehen lassen. Dann nochmals erwärmen und abseihen, die Dolden gut ausdrücken. 10 Prozent der Ölmenge an Bienenwachs dazugeben und erwärmen, bis das Wachs geschmolzen ist. Ggf. das ätherische Öl (optional) einrühren. In sterilisierte Gläser oder Dosen abfüllen, nach Erkalten verschließen. Im Kühlschrank mindestens 1 Jahr haltbar.
Dieser Balsam ist ideal bei Schürf- und Schnittwunden, auch bei rauen Lippen oder Händen und trockenen Schienbeinen oder Ellenbogen.
Kleiner Hinweis: Vermeiden Sie als Lippenpflege Produkte auf Paraffin-/Erdölbasis. Beim Reden lecken Sie Ihre Lippen ab, es sollten daher nur pflanzliche Naturprodukte verwendet werden.

Blütenöl für trockene Haut

Sie brauchen 5 Holunderblütendolden und 500 Milliliter Sesamöl. Beide Zutaten in einen Topf geben und langsam erwärmen. Die Dolden entfernen, das Öl abkühlen lassen und in eine dunkle, gut verschließbare Flasche füllen. Hält sich durch die Antioxidantien in Holunderblüten und Sesamöl[121] mindestens 1 Jahr – ohne Kühlung.
Dieses Holunderblütenöl wirkt beruhigend und wohltuend bei trockener Haut zum Beispiel an den Füßen, Ellenbogen oder Schienbeinen. Es wirkt außerdem entzündungshemmend, abschwellend, beruhigend für die Haut und hilft bei Sonnenbrand, Insektenstichen und gereizter Haut.

Diverse Pflegeprodukte

Blütenkompresse fürs Gesicht

Man braucht für eine Kompresse 10 frische oder getrocknete Holunderblütendolden und 250 Milliliter Wasser. Das Wasser zum Kochen bringen und damit die Holunderblüten übergießen. 20 Minuten ziehen lassen. Ein Leinen- oder Baumwolltuch – zum Beispiel ein Geschirrtuch – damit tränken, aufs Gesicht legen und 20 Minuten einwirken lassen.
Diese Kompresse wirkt reinigend für die Gesichtshaut und verkleinert die Poren.

Gesichtswasser

Man braucht 15 Holunderblütendolden, 250 Milliliter Wasser, den Saft einer halben Bio-Zitrone. Die Blüten abstribbeln und mit kochendem Wasser übergießen. Über Nacht ziehen lassen. Abseihen und mit Zitronensaft mischen. In dunklen Flaschen aufbewahren. Morgens und abends ein Pad oder einen Wattebausch damit tränken und das Gesicht reinigen. Das Gesichtswasser ist im Kühlschrank mindestens 4 Wochen haltbar.
Dieses Gesichtswasser beruhigt die Haut und wirkt entzündungshemmend durch die Öle und Gerbstoffe in den Blüten.

Heilerde-Gesichtsmaske

Hierfür brauchen Sie 3 Esslöffel Heilerde zur äußerlichen Anwendung und etwa 50 Milliliter Holunderblütenwasser. Das gibt es fertig zu kaufen, oder man macht es selbst, indem man Blüten mit zimmerwarmem Wasser übergießt, mindestens 1 Stunde ziehen lässt und dann abseiht. Heilerde und Blütenwasser in eine Schüssel geben und zu einer streichfähigen Masse verrühren. Maske auf die gereinigte Gesichtshaut auftragen und dabei Augen- und Mundpartie aussparen. Die Maske so lange einwirken lassen, bis sie getrocknet ist. Danach einen Waschlappen befeuchten und die Maske abwaschen. Anschließend können Sie mit etwas Holunderblütenwasser die Gesichtshaut tonisieren.

Packung für reine Haut

Sie brauchen 2 Esslöffel Holunderblätter, 8 Bärlauchblätter und einige Tropfen Aloesaft. Alle Blätter mithilfe eines Mörsers zerstoßen und mit dem Aloesaft mischen, bis eine streichfähige Masse entsteht. Die Salbe auf die betreffenden Hautstellen auftragen, mit einer Mullkompresse abdecken und über Nacht wirken lassen.
Die Packung wirkt gut bei Hautunreinheiten und Hautentzündungen.

Kühlende Blattkompresse

Holunderblätter mit einem Nudelholz so lange walken oder mit der Hand zusammenpressen, bis Saft austritt. Die weichen Blätter auf die betroffene Stelle auflegen und mit einer Mullbinde oder einem Tuch befestigen.
Als Kompresse wirken Holunderblätter bei Prellungen und anderen stumpfen Verletzungen sowie bei Rheuma und Arthritis, aber auch bei Juckreiz und Schwellung durch Insektenstiche.

Augenpads

Holunderblütenwasser (siehe Seite 117 unter »Gesichtswasser«) hilft dank seiner entspannenden und harmonisierenden Wirkung bei angestrengten und übermüdeten Augen. Kosmetik-Pads mit kaltem Holunderblütenwasser tränken, auf die geschlossenen Augenlider legen und

entspannen. Alternativ können Sie auch Wattepads in lauwarmen Holunderblütentee tauchen, ausdrücken und auf die geschlossenen Augen legen.
Die Pads wirken gut bei gestressten Augen und Bindehautentzündung.

Blattsud bei Hämorrhoiden

2 gehäufte Esslöffel Holunderblätter – frisch oder getrocknet – und 500 Milliliter Milch oder Pflanzenmilch in einen Topf geben, aufkochen und danach abkühlen lassen. Die Holunderblätter aus der Milch nehmen, abtropfen lassen und auf die betroffenen Stellen legen.
Die Mischung wirkt schmerzlindernd.

Einreibung bei Stichen und zur Erfrischung

Hierfür setzen Sie Holunderblüten, Holunderblätter und Holunderrinde in Alkohol an. Den Ansatz 4 Wochen ziehen lassen, danach die Mischung abseihen und in Sprühflaschen füllen. Das belebende Spray kann man zur Erfrischung vor und nach dem Wandern sowie zur Linderung von Insektenstichen auftragen.

Blütendeo

Deos zum Kaufen enthalten teils Aluminiumsalze oder wirken schlecht. Holunderblüten wirken adstringierend

(zusammenziehend) und schweißhemmend und hinterlassen keine Flecken.
Man braucht 10 Salbeiblätter, 1 Dolde frischer Holunderblüten, 1 Esslöffel Wodka oder Korn, 70 Gramm Kakaobutter und 30 Gramm Pottasche (Apotheke).
Salbei fein schneiden, Holunderblüten abstribbeln. Beides zusammen mit dem Wodka oder Korn fein pürieren. Die Mischung mit der Kakaobutter auf kleinster Stufe erwärmen (zum Beispiel im Wasserbad) und eine halbe Stunde warm halten zum Ziehenlassen.
Dann durch einen Teefilter oder ein Haarsieb filtern. Die Mischung mit Pottasche verrühren, in ein Förmchen oder einen leeren Deo-Stick geben und im Kühlschrank kalt werden lassen.

Alternative
1 Holunderblütendolde, die Schale von 1 Bio-Zitrone, 5 Salbeiblätter, 100 Milliliter Wasser, 1 Teelöffel Natron (Apotheke oder Drogeriemarkt).
Die Blüten von der Dolde zupfen und in ein Glas geben. Zitronenschale und Salbeiblätter klein schneiden, dazugeben und mit Wasser auffüllen. Das Ganze über Nacht im Kühlschrank stehen lassen. Am nächsten Tag mit einem Sieb filtern und Natron dazugeben. Abfüllen und gut schütteln.
Im Kühlschrank ist das Deo etwa 3 Monate haltbar. Wer ein solches Deo auch im Winter nutzen will, friert es einfach als Vorrat ein.

Fußbad

Sie brauchen 5 frische Holunderblütendolden, 2 gehäufte Esslöffel frische Pfefferminzblätter und Wasser.
Holunderblüten und Pfefferminzblätter in einen Topf geben und in 1 Liter Wasser zum Kochen bringen. Kurz aufkochen und dann abkühlen lassen. Den Sud in ein nicht zu heißes Fußbad geben.
Hilft bei schmerzenden und geschwollenen Füßen.

Blüten-Wellnessbad

Einen starken Holunderblütentee kochen und ins Badewasser geben. Alternativ nimmt man einen Waschhandschuh, füllt ihn mit frischen oder getrockneten Blüten, verschließt ihn mit einem Bindfaden und gibt die Blüten ins Badewasser.
Dieses Bad ist entspannend, schlaffördernd, stimmungsaufhellend, hilft bei Rheuma und Arthritis und klärt den Kopf bei Erkältung.

Heilsames Holunderbad

Man übergießt 1 Handvoll Blätter und Wurzeln des Holunders mit 1 Liter kochendem Wasser. 2 Stunden ziehen lassen, danach abfiltern. Den Sud ins Badewasser geben und 20 Minuten wirken lassen. Man nimmt alle 10 Tage vor dem Schlafengehen ein Bad, wohltuend bei Rheuma, Gicht und Übergewicht.

Öl-Zucker-Peeling

Man braucht 50 Gramm Zucker, ½ Bio-Zitrone und Holunderblütenöl. Holunderblütenöl stellt man einfach her, indem man ein Einmachglas mit Holunderblüten füllt und das Glas mit Sesamöl auffüllt. Das Ganze lässt man 3 Wochen ziehen und seiht es dann ab.
Geben Sie den Zucker in eine Schüssel und den Saft der Zitrone sowie 3 Esslöffel Holunderblütenöl hinzu. Alles kräftig durchrühren und dann in ein großes Einmachglas füllen.
Zur Anwendung befeuchtet man die Gesichtshaut. Eine kleine Menge des Zuckerpeelings auf die Hand geben und auf der Haut verreiben. Dann das Peeling etwa

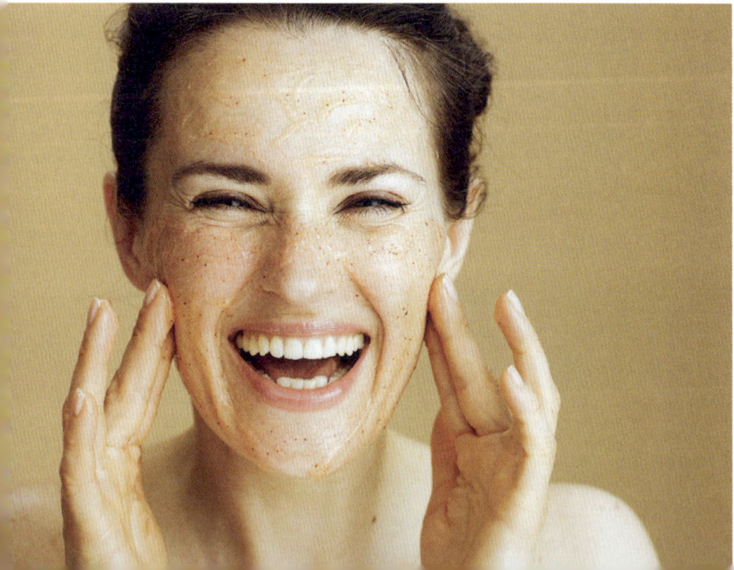

Holen Sie sich Ihren Wellnesstag nach Hause.

10 Minuten einwirken lassen, damit die Haut die Inhaltsstoffe aufnehmen kann. Abschließend mit lauwarmem Wasser abspülen. Das Zucker-Scrub ist gut haltbar, kann aber mit der Zeit trocken werden. Einfach 1 Esslöffel Sesamöl hinzugeben und gut umrühren, dann ist es wieder brauchbar.
»Sugar Scrubs« sind in. Sie beugen Pickeln und Mitessern vor, entfernen sanft Hautschüppchen, können durch Zusätze von Zitrone leichte Hautverfärbungen aufhellen und sorgen damit für ein schönes Hautbild.

Blütenkissen für erholsamen Schlaf

Geben Sie getrocknete Holunderblüten in ein kleines Kissen, und legen Sie es in Kopfnähe ins Bett. Sie können alternativ auch eine Mischung aus Melissen-, Lavendel- und Holunderblüten als Kissenfüllung nehmen. Alle 6 Monate sollten Sie den Kisseninhalt erneuern.
Die ätherischen Öle der Holunderblüten wirken stimmungsaufhellend, lösen Ängste und Sorgen und lassen einen leichter ein- und durchschlafen.

Holunderprodukte im Handel

Das Angebot an Holunderprodukten ist riesig. Neuerdings gibt es sogar Produkte, welche die Vorzüge von Blüten und Beeren vereinen. Achten Sie bitte unbedingt auf Bio-Anbau.

Kosmetikprodukte

Heike Käser beschreibt in ihrem Buch »Naturkosmetische Rohstoffe«[122] die kosmetischen Eigenschaften von Holunder unter anderem als zellregenerierend, zellaktivierend, entzündungshemmend, hautberuhigend auch bei Neurodermitis, nicht fettend und besonders schnell einziehend – ideal speziell für fettige und unreine Haut, aber auch zur Regeneration von trockener und sensibler Haut.

Achten Sie am besten auf natürliche Zutaten. Gerade weil Hautpflegeprodukte auf Holunderbasis schnell einziehen, sollte man seinen Organismus nicht mit fragwürdigen Substanzen belasten. Künstliche Konservierungsstoffe sind unnötig, weil Holunder stark antioxidativ wirkt. Sind die Produkte mit Sesamöl oder Kokosöl hergestellt, bringen auch diese beiden Pflanzen einen starken natürlichen Konservierungsschutz mit.

Es gibt Bodylotions, Handcremes und Deodorants auf Holunderbasis von »Liebe die Natur«, Handcremes und Bodylotions von »Benecos«, Holunder-Hydrolat von »Saint Charles«, Shampoo von »Schau auf di« und Handcreme, Fußcreme, ein Duschgel und Shampoo auf Holunderbasis von »dieNikolai«. Von der Firma »Spitzner« ist ein »Wellness Sauna Aufguss Holunder-Cassis« erhältlich. Das Holunderöl dafür wird durch Kaltpressung aus Samen gewonnen. Auch das Angebot von Holunderprodukten zur Haut- und Haarpflege in Drogeriemärkten ist fast unüberschaubar.

Ich persönlich mache gute Erfahrungen mit der »Deep Anti Age Creme« von »Inex« auf der Basis von Holunder, Aloe vera, Calendula und Laubbananen. Es gibt pflegende Lippenstifte mit Farben aus Holunderbeeren. Die österreichische Firma »Vulcolor« stellt nicht nur Farben auf Holunderbasis für Lippenstifte her, sondern für Bio-Fruchtsaftkonzentrate zum Beispiel in Milchprodukten.

Auch für die Haare gibt es fertige Holunderkosmetik zu kaufen, zum Beispiel von der Bio-Firma »Logona«: »Festes Pflege-Shampoo Bio-Hanf & Bio-Holunder«. Das Shampoo habe ich ausprobiert. Es ist für alle Haartypen geeignet und verleiht dem Haar geschmeidigen Glanz. Dafür sollte man es in das feuchte Haar einmassieren und vor dem Ausspülen kurz einwirken lassen. Auch das »Volumen Shampoo Bio-Holunderblüte« von »Biokosma« für feines und kraftloses Haar habe ich ausprobiert und für gut befunden. Außer Holunderblütenextrakt sind darin Brokkolisamenöl, Nachtkerzen- und Haferextrakt enthalten. Das Shampoo ist auch für Kinder geeignet.

Produkte für die innere Anwendung

In der Apotheke, im Bioladen, in der Drogerie und im Internet gibt es eine große Auswahl von Holunderprodukten. Es gibt vor allem Holunderblütentee und Holunderbeerensaft zu kaufen. Achten Sie auf biologischen Anbau und auch darauf, dass die Produkte keine künstlichen Süßstoffe wie Aspartam oder Saccharin enthalten. Eventuell zugesetzte Zitronensäure, in etlichen Produkten enthalten, greift unseren Zahnschmelz an und wurde aus dem Schimmelpilz *Aspergillus niger* gewonnen.

Es gibt ein homöopathisches Mittel aus Blüten und Beeren zu gleichen Teilen, *Sambucus nigra* D2 bis D3, was bei Fieber verabreicht wird, aber auch bei rheumatoider Arthritis. Die D6-Potenz wird bei Säuglingsschnupfen gegeben.[123]

Das Unternehmen BerryPharma GmbH hat ein bioaktives Konzentrat aus den Beeren des Edelholunders, Sorte Haschberg, namens »rubyni® Edelholunder« (100 Prozent »Eldercraft®«) auf den Markt gebracht, aus Bio-Anbau, wobei eine Kapsel die Kraft von mindestens 132 Beeren enthält (siehe Seite 64). Es wird der Gesamtextrakt mit dem vollständigen Wirkungsprofil der gesamten Fruchtmatrix verwendet. Das Produkt ist in Apotheken und im Internet unter www.rubyni.com erhältlich.

Es gibt wissenschaftliche Studien zur Wirksamkeit des Präparates zum Beispiel gegen Viren.

Auch bei der Firma »Saint Charles« ist ein hochwertiger Holunderextrakt erhältlich, den Sie in Wasser oder Tee einnehmen können.

Ich habe außerdem sehr gute Erfahrungen mit dem Produkt »Sambufit® Holundertee« der Firma Dr. Pandalis gemacht, zu gleichen Teilen aus Blüten und Beeren bestehend, aus Bio-Anbau und in jeder Apotheke erhältlich. Man kann daraus einen wohlschmeckenden Tee zubereiten oder die schon zerkleinerten Beeren und Blüten zum Beispiel in den Salat oder ins Müsli geben. Ich habe eine Bindehautentzündung mit dem Tee innerlich und mithilfe von Augenkompressen äußerlich in nur 1 ½ Tagen »weggezaubert«. Normalerweise dauern virale Bindehautentzündungen zwischen sieben und zehn Tagen. Auch stärkt das grobe Pulver das Immunsystem und macht fit für die Grippe- und Erkältungszeit. Es handelt sich bei »Sambufit® Holundertee« von Dr. Pandalis um das einzige medizinisch wirksame Holunderprodukt, was sowohl aus den Blüten als auch aus den Beeren hergestellt wird.

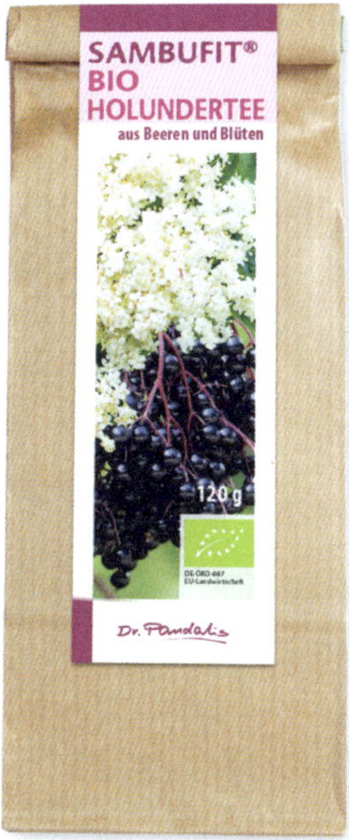

Qualitätstee aus dem Hause Pandalis

Holunderblütentee gibt es von den Firmen »Aurica«, »Bombastus« und »Klenk« fertig zu kaufen. Beispiele für Kombipräparate mit anderen Heilpflanzen sind der Erkältungstee von »Bombastus« oder »Sidroga« sowie Mittel wie »Sinupret®extract« oder »SolvoHEXAL®«. Holunderbeerensaft in Bio-Qualität gibt es unter anderem von den Firmen »Rabenhorst«, »Haschberg«, »Egle«, »Voelkel« und »Alnavit«. Holundermark ohne Zucker gibt es beispielsweise von »Annes Feinste«, »Viani«, und »Partschillerhof«. Holunderbeeren ganz getrocknet bekommen Sie bei den Firmen »Herbathek«, »Dragonspice«, »Biotiva«, »Stübener Kräutergarten«, »Kräuterhaus« und anderen.

INFO

HOLUNDER-FERIEN

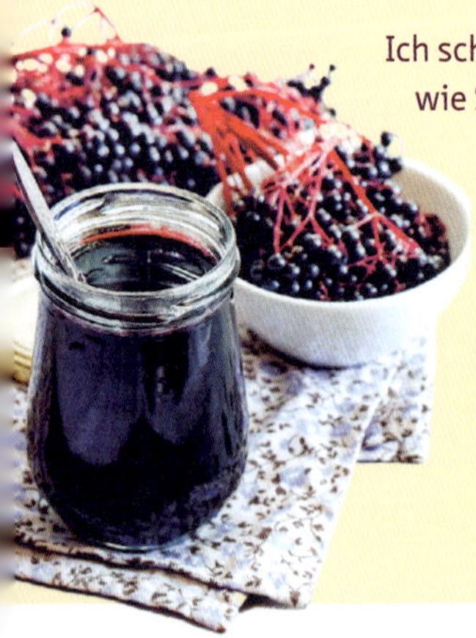

Ich schätze die Bio-Holunderprodukte wie Sirup, Tee, Marmelade und Saft vom Permakultur-Betrieb Holunder-Hof Helle, wo auch Holunder-Seminare – sozusagen Holunder-Ferien – angeboten werden.[124]

Es gibt auch getrocknete Holunderrinde von einigen Anbietern wie »Herbathek« und »Kräuterparadies« sowie kalt gepresstes Holunderkernöl vom »Stübener Kräutergarten«. Auch Holunderwurzel gibt es zu kaufen, zum Beispiel beim »Kräutergarten München« – und sogar vom Zwergholunder (oder Attich) im »Kräuter- und Reformhaus Klocke«. Bei »Etsy« habe ich Holunderwurzel-Anhänger gesehen. Holunderblätter findet man getrocknet im Internet zum Beispiel von der Firma »Kräuterhaus Eder«.

INFO

MUSIKINSTRUMENTE AUS HOLUNDERHOLZ

Es gibt eine Obertonflöte aus Holunderholz von »Lichtbringer Essentials«, »Danmoi«, »Etsy« oder »Kiam Harmony«. Griffbretter aus Holunderholz bietet »Mohr-Guitars« an. Auch bei »Spilwut« bekommt man Musikinstrumente aus Holunder, nicht von der Stange, sondern in Einzelanfertigung gearbeitet. Im Internet gibt es jede Menge Videos, wie Kinder sich eine Holunderflöte für den Frühling schnitzen können, zum Beispiel unter »Kinderoutdoor«.

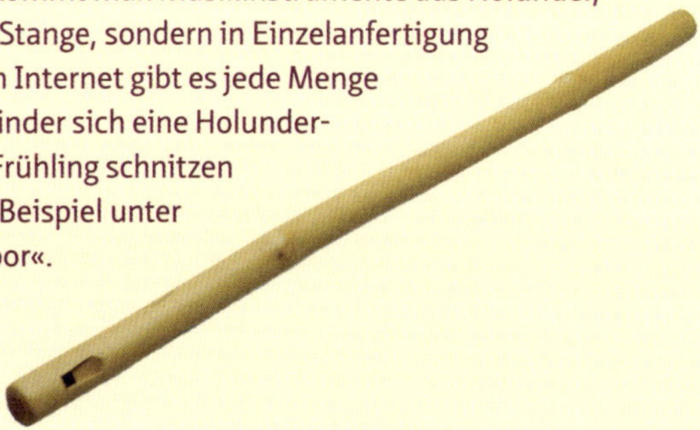

Rezepte für die Küche

Ich habe mich auf Rezepte konzentriert, die gar keinen oder wenig Zucker enthalten. Zucker ist nicht gesund, bringt die Darmflora durcheinander, begünstigt die Entwicklung von Diabetes Typ II – und er macht abhängig. Für die überwiegende Mehrheit unserer Vorfahren war Zucker unerschwinglich, weil er früher aus importiertem Zuckerrohr gewonnen wurde, nicht aus Zuckerrüben. Das änderte sich mit dem Bau der ersten Zuckerrübenfabrik in Deutschland im 19. Jahrhundert. Zucker wurde vom Luxusartikel zum Bedarfsgut. Die Weltgesundheitsorganisation empfiehlt, den Zuckerkonsum auf 25 Gramm täglich zu begrenzen, so viel Zucker stecken schon in einem Schokocroissant plus Müsliriegel oder einem halben Liter Radler.[125]

Früher wurden die Beeren, Blätter, Blüten, Rinde und Wurzeln des Holunders vorwiegend an der Sonne getrocknet und damit für die weitere Verarbeitung konserviert. Das Unternehmen J. Weck & Co. wurde im Jahr 1900 gegründet, erst ab da gab es den Einkoch-Boom. 1965 wurde der Gelierzucker erfunden und auf den Markt gebracht und damit das Einmachen möglich gemacht. Und Ende des 20. Jahrhunderts lief der Beerensaft dem alten Erkältungsmittel Holunderblüten den Rang ab.

Holundermus lässt sich wie Pflaumenmus zuckerlos herstellen, man kann es auch fertig kaufen, zum Beispiel

bei »Euroswiss« (Anmerkung der Autorin: sehr lecker!). Holunderblütensirup, auch selbst gemachter, ist eine Zuckerbombe. Daher bringe ich hier ein Rezept ohne Zucker. Auch dieser Sirup schmeckt.
Bitte keine grünen Pflanzenteile wie Blätter und unreife Beeren roh verzehren. Beim Abbau der Glykoside wird im Körper Blausäure erzeugt. Reife Beeren roh oder getrocknet sind für die meisten in kleineren Mengen – Erwachsene bis zweihundert Beeren – unbedenklich. Wollen Sie auf Nummer sicher gehen, was ich empfehle, erhitzen Sie die Beeren für mehrere Minuten auf 80 Grad. Dadurch wird das Sambunigrin deaktiviert und harmlos. Bei der Verarbeitung der Beeren vom Roten Holunder unbedingt die giftigen Samen (per Haarsieb) entfernen. Das Fruchtfleisch ist ungiftig.

Getrocknet oder frisch, der Holunder ist vielseitig verwendbar.

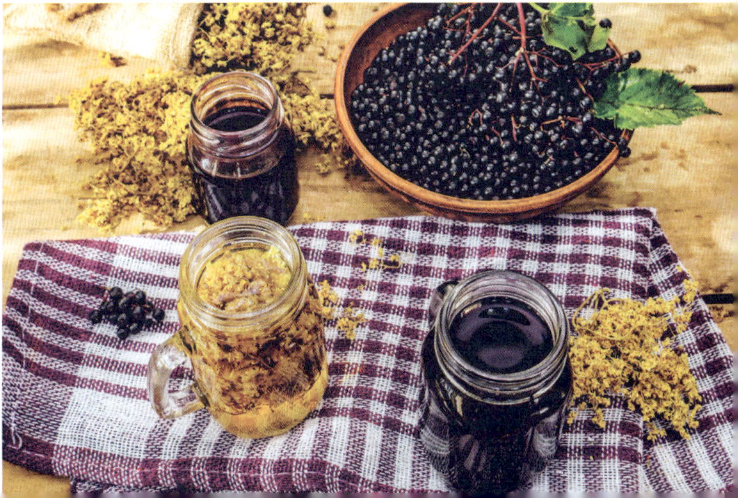

Süße Holunder-Genüsse

Holundermüsli

In jedes Müsli kommen bei mir getrocknete und kurz mit etwas Wasser erhitzte Holunderbeeren, alternativ Beeren und Blüten in Form von »Sambufit® Holundertee« von Dr. Pandalis.

Mein Lieblingsmüsli besteht aus 1 Esslöffel eingeweichten Rosinen, 2 Teelöffeln Holunderbeeren, 2 Esslöffeln glutenfreien Haferflocken, 1 Esslöffel Erdmandelflocken, 1 Esslöffel Olivenöl, 1 Esslöffel Sesamsamen, 2 Esslöffeln Sojajoghurt und nach Bedarf etwas Mandelmilch.

Alles verrühren und genießen.

Holundersaft

Sie brauchen 1 Kilogramm schwarze Holunderbeeren, 200 Milliliter Wasser, gegebenenfalls etwas Vanillepulver, Saft und Schale von 1 Bio-Zitrone.

Holunderbeeren an der Dolde lassen und waschen. Nur schwarze Beeren mit einer Gabel von der Dolde streifen,dabei am besten eine Schürze und Einmalhandschuhe tragen. Die Beeren mit Zitronenschale, Zitronensaft und Wasser aufsetzen und 20 Minuten weich kochen. Den Saft durch ein Haarsieb gießen. Den noch 80 Grad heißen Saft in sterile Gläser füllen, gut verschließen und Gläser umdrehen. Der Saft ist dank des Zitronensafts wochenlang haltbar.

INFO

ENTSAFTEN

Möchte Sie eine längere Haltbarkeit erreichen und den Saft bis zur nächsten Ernte konservieren, können Sie ihn in einem Einkochautomaten richtig einkochen (Anweisungen des Herstellers folgen). Der Dampfentsafter sollte nicht aus Aluminium sein, weil Säure das Metall angreift und der Geschmack metallisch werden kann. Klassisch emaillierte Entsafter sind pflegeleicht und nahezu unzerstörbar. Der im Dampf erzielte Saft, ein steriles Konzentrat, hält sich auch ohne Zusatz von Zucker jahrelang.

Den Beerentrester kann man in einem mit Backpapier ausgelegten Dörrgerät trocknen. Dünn ausstreichen. Wenn der Trester vollkommen trocken ist, lichtgeschützt in Gläsern lagern und nach Bedarf in der elektrischen Kaffeemühle mahlen. So haben Sie ein kraftvolles Nahrungsergänzungsmittel – einfach mit Wasser anrühren und trinken, alternativ in den Smoothie oder ins Müsli geben.[126]

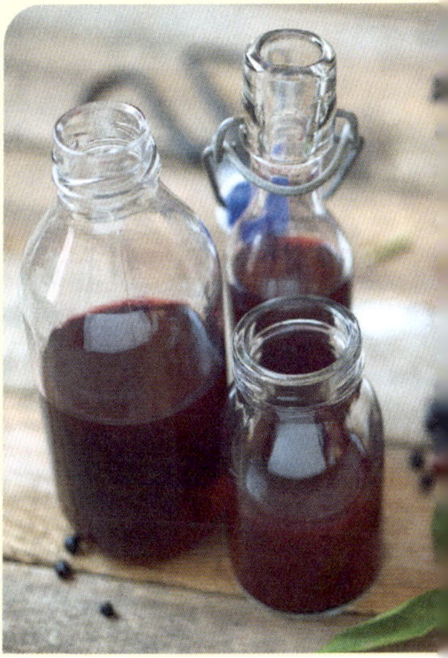

Tipp: Wer will, kann den gemahlenen Trester auch mit getrockneten Brennnesselsamen und -blättern mischen, quasi als »heimisches Superfood-Pulver«.[127]

Holunder-Birnen-Mus

Man braucht 400 Gramm reife Birnen, 200 Gramm Holunderbeeren, Saft von 1 kleinen Bio-Zitrone, 50 Milliliter Wasser, ½ Teelöffel gemahlenen Zimt, etwas Schale von 1 Bio-Orange und 2 Gewürznelken.

Die Birnen waschen, entkernen und würfeln. Die Holunderbeeren waschen und die reifen Beeren von den Rispen zupfen. Die Birnen, Holunderbeeren, Zitronensaft, Wasser und den Zimt in einen großen Topf geben. Orangenschale und Gewürznelken in ein Teenetz füllen, verschließen und dazugeben. Alles unter Rühren aufkochen und bei kleiner Hitze 20 Minuten köcheln lassen.

TIPP

Zum Aufbewahren sind Twist-off-Gläser ideal. Gläser gründlich auswaschen und 10 Minuten mit kochendem Wasser sterilisieren, damit das Mus darin nicht schimmelt. Gläser randvoll füllen, damit möglichst wenig Sauerstoff im Glas ist. Verschlossene Gläser 5 Minuten über Kopf auf den Deckel stellen, so schließen sie besonders dicht. Das Holler-Birnen-Mus dunkel lagern. Nach dem Öffnen im Kühlschrank aufbewahren. Alternativ kann das Mus auch abkühlen und dann in Tiefkühlbehältern eingefroren werden.

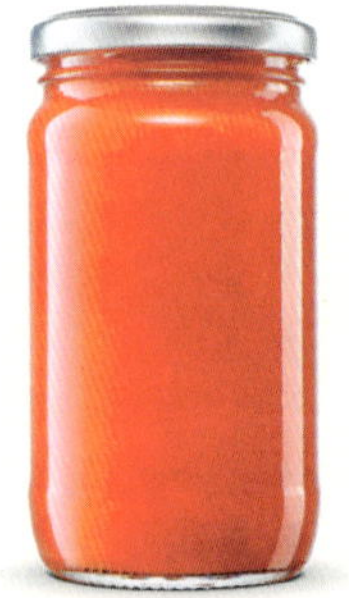

Zwischendurch umrühren. Das Teenetz entfernen und den Topf vom Herd nehmen. Alles mit einem Pürierstab pürieren. Anschließend durch ein Haarsieb pressen. Das Holler-Birnen-Mus nochmals aufkochen und heiß in die vorbereiteten Gläser füllen.

Holunder-Apfel-Mus

Man braucht 1 Kilogramm säuerliche Äpfel wie Boskop oder Altenwerder Herbstprinz, 500 Gramm Holunderbeeren, den Saft von 2 Bio-Zitronen und 1 Teelöffel frischen Ingwer, fein gehackt.

Äpfel schälen, Kerngehäuse entfernen, das Fruchtfleisch klein schneiden. Beeren mit den Apfelstücken und dem Zitronensaft vermischen. Etwa 30 Minuten mit dem Ingwer weich kochen. Größere Mengen bei 80 Grad 30 Minuten im Einkochautomaten einkochen oder portionsweise einfrieren.

Holundersirup aus Blüten oder Beeren

Sie brauchen hierfür 2 Bio-Zitronen, 35 Holunderblütendolden, 1 Liter Wasser und 2 Teelöffel Zitronensäure sowie 2 Esslöffel Pektin für die Haltbarkeit.

Waschen Sie die Zitronen mit heißem Wasser ab, und schneiden Sie eine davon in Scheiben. Pressen Sie die andere aus. Geben Sie den Saft mit der Zitronensäure und dem Wasser in einen Topf, und kochen Sie das Ganze auf. Geben Sie nun die abgestribbelten Holunderblüten und die Zitronenscheiben in ein großes Glasgefäß mit Deckel. Füllen Sie die leicht abgekühlte Wassermischung ein, schließen Sie den Deckel, und stellen Sie das Glas für 3 Tage an eine dunkle und kühle Stelle wie Keller oder Kühlschrank. Rühren Sie möglichst täglich um. Sieben Sie den Sirup nach 7 Tagen ab, und kochen Sie ihn erneut auf. Wenn der Sirup stark kocht, das Pektin hinzufügen und kräftig mit dem Schneebesen umrühren, während der Sirup weiterkocht. Sollten sich Klümpchen bilden, mit dem Pürierstab auflösen. Füllen Sie den Holunderblütensirup heiß in sterile Glasflaschen, schrauben Sie sie sofort zu, und lagern Sie sie kühl und dunkel. Ungeöffnet ist der Sirup mindestens 1 Jahr haltbar.

TIPP

Dieses Rezept lässt sich statt mit Holunderblüten auch mit Holunderbeeren machen!

Holunderkompott mit Vogelbeeren

Holunder- und Vogelbeeren werden zur gleichen Zeit reif. **Man braucht je 6 Dolden, 1 Esslöffel Chiasamen, etwa 100 Milliliter Wasser und nach Geschmack etwa 2 Esslöffel Ahornsirup.**

Beeren waschen, dann abstribbeln. Alle Zutaten in einen Topf geben, erhitzen und ab und zu mit dem Schneebesen umrühren. Nach etwa 15 Minuten ist das Kompott fertig.

TIPP

Das Kompott lässt sich auch gut aus getrockneten Holunder- und Vogelbeeren kochen, dann muss man einfach mehr Wasser hinzugeben.

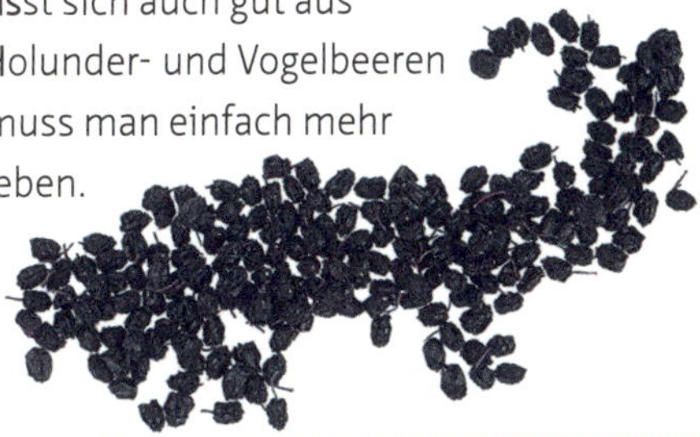

Hollerküchlein

Man braucht 1 Kilogramm vegane Butter oder Kokosöl, 2 Eier, etwa 150 Gramm Dinkel-Vollkornmehl, ausreichend Mandelmilch für die Herstellung einer teigigen Konsistenz, 2 Esslöffel Sesamöl, 30 Gramm Kokosblütenzucker, 1 Prise Salz und 16 Hollerdolden.

Die vegane Butter oder das Kokosöl in einem Topf erhitzen. Die Eier trennen. Eigelb mit Mehl, Milch und Öl zu einem glatten Teig verrühren. Das Eiweiß mit dem Kokosblütenzucker und Salz steif schlagen und unter den Teig heben. Mit Holzlöffel die Temperatur des Fetts prüfen. Wenn Blasen aufsteigen, reicht die Hitze. Die Blüten nacheinander am Stiel in den Teig tauchen und 2 bis 3 Minuten goldbraun ausbacken.

Mit einem Lochschöpfer aus dem Fett heben und noch heiß servieren.

Variante

Man braucht 40 bis 50 Holunderblütendolden, 250 Gramm Dinkelmehl, 20 Gramm Kokosblütenzucker, 1 Teelöffel Salz, 3 Eier, 200 Milliliter Wasser, 100 Milliliter Bier als Triebmittel, 2 Esslöffel Sesamöl sowie Sesamöl zum Ausbacken.
2 Eier trennen und das Eiweiß steif schlagen. Restliche Zutaten verquirlen und das Eiweiß am Schluss unterheben. Öl erhitzen, Blüten eintauchen und ausbacken. Man kann auch die Blüten in den Teig streuen und – dann muss der Teig dickflüssiger sein! – im Eisen als Waffel ausbacken, das ist die kalorienreduzierte Variante.

Dinkel-Holunderblüten-Kekse

Sie brauchen 500 Gramm Dinkelmehl, 200 Gramm Kokosöl, 100 geriebene Haselnüsse, 2 Eier, ½ Packung Weinsteinbackpulver, ½ Packung Vanillezucker, 2 Teelöffel getrocknete und fein gemahlene Holunderbeeren.
Alle Zutaten vermischen und zu einem Teig verkneten. 1 Stunde ruhen lassen. Dann 3 bis 4 Millimeter dick ausrollen, mit Blütenformen Kekse ausstechen und bei 170 Grad 15 Minuten backen. Man kann auch zwei Kekse mit Holundermus – Rezept siehe Seite 134 f. – zusammenkleben.[128]

Variante

400 Gramm flüssiges Kokosöl, 450 Gramm Dinkel-Vollkornmehl, 100 Gramm Hanfmehl (Bioladen), 1 Päckchen Vanillezucker, Zitronenschale von 1 Bio-Zitrone, 1 Prise Salz, 50 Gramm getrocknete und fein gemahlene Holunderblüten.

Alle Zutaten zu einem Teig verarbeiten, 1 Stunde kühl stellen, dann ausrollen und ausstechen. Bei 180 Grad backen, bis die Ränder leicht braun werden.

Holunderblüten-Grießbrei

Man braucht 1 Esslöffel Holunderblüten, 500 Milliliter Mandelmilch, 160 Gramm Dinkelgrieß, Rosinen nach Belieben, 1 Prise Salz.

Holunderblüten in ein Teesäckchen geben, das Säckchen schließen und in der Milch aufkochen. Danach 30 Minuten ziehen lassen, damit sich das Hollerblütenaroma entfalten kann. Das Teesäckchen aus der Milch entfernen. Grieß, Rosinen und eine Prise Salz dazugeben und einen dicken, festen Grießbrei kochen.

TIPP

Dazu passt gut Zwetschgen- oder Hollermus (siehe Seite 134 f.).

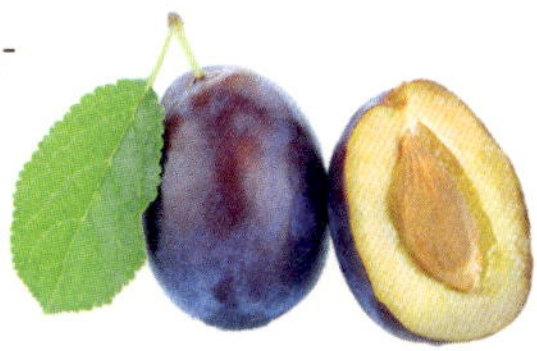

Holunderblüteneis

Man braucht 250 g süße Sahne, Zucker nach Bedarf, Walderdbeeren (es gehen auch Gartenerdbeeren), 4 Dolden Holunderblüten.

Sahne mit Zucker steif schlagen, Walderdbeeren und Holunderblüten unterheben und die Mischung für 1 Stunde in den Tiefkühler stellen. Dieses Eis war das Highlight bei meiner Oma.

TIPP

Statt Erdbeeren kann man auch getrocknete, in Wasser kurz aufgekochte und wieder abgekühlte Holunderbeeren nehmen.

Herzhaftes mit Holunder

Holundersuppe mit Roter Bete

Sie brauchen für diese köstliche Suppe 1 Kilogramm Rote Bete, 2 Zwiebeln, 1 Esslöffel Pflanzenbutter, 300 Milliliter Holunderbeerensaft, 400 Milliliter Gemüsebrühe und 100 Milliliter geschlagene Pflanzensahne.

Die Rote Bete waschen, putzen, in Würfel schneiden und ungeschält etwa 40 Minuten kochen lassen, dann abgießen. Die Zwiebeln schälen und in Würfel schneiden. Die

Pflanzenbutter in einem Topf erhitzen und die Zwiebeln mit der Roten Bete leicht andünsten. Mit Holunderbeerensaft und Gemüsebrühe aufgießen und aufkochen lassen. Mit dem Pürierstab fein pürieren, mit Salz und Pfeffer abschmecken und pro Teller mit einem Klacks Pflanzensahne dekorieren.

Pellkartoffeln mit Holundersenf

Für den Holundersenf brauchen Sie 200 Gramm Senfkörner, 100 Milliliter Weißweinessig, 1 Prise Salz, 3 Esslöffel Honig oder Ahornsirup und 350 Milliliter Holunderblütensirup (siehe Seite 135).

Die Senfkörner im Mixer fein mahlen und mit Essig, Salz, Honig oder Ahornsirup und Holunderblütensirup gut verrühren. Das Ganze abgedeckt über Nacht ziehen lassen. Am nächsten Tag umrühren und in saubere Schraubgläser füllen. Gut verschlossen im Kühlschrank aufbewahren.

TIPP

Der Senf passt gut zu Pellkartoffeln und gebratenen Lupinen-Würstchen (Bioladen). Dazu einen grünen Salat reichen.

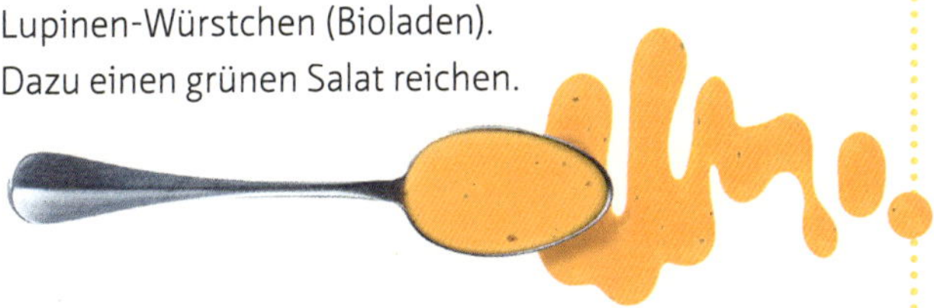

Holunderchutney

Sie brauchen 1 Zwiebel, 2 Knoblauchzehen, 1 Esslöffel gehackten Ingwer (optional), etwa 6 Esslöffel Ahornsirup oder Honig, Zitronenschale in Streifen von 1 Bio-Zitrone, 8 Esslöffel Balsamicoessig, 250 Gramm Holunderbeeren, 1 Esslöffel Speisestärke, Salz, Chilipulver, Speisestärke und Koriandergrün.

Die Zwiebel und den Knoblauch schälen und klein würfeln. Zusammen mit dem Ingwer in einer Pfanne anbraten, Honig oder Ahornsirup dazugeben und dünsten lassen. Die Zitronenschalenstreifen hinzugeben und alles mit Essig ablöschen. Etwa fünf Minuten köcheln lassen und anschließend mit den Holunderbeeren noch weitere fünf Minuten. Mit Salz und Chili abschmecken und mit der angerührten Speisestärke andicken. Zum Schluss das Koriandergrün untermischen.

TIPP

Dieses Chutney passt gut zu Vollkornreis oder Grünkern.

Holunderblüten-Gurken-Salat

Sie brauchen 1 große Bio-Gurke, 1 Bund frischen Dill und 3 Esslöffel gerebelte Holunderblüten.

Fürs Dressing 20 Milliliter Holunderblütenessig (siehe Seite 103), 1 Esslöffel Holunderblütensirup (siehe Seite 135), Saft von ½ Bio-Zitrone, 1 Teelöffel Senf, 4 Esslöffel

Olivenöl, Salz und 1 Dolde oder 1 Esslöffel frisch gerebelte Holunderblüten zum Garnieren.
Gurke in kleine Würfel schneiden und mit zerkleinertem Dill und Holunderblüten in eine Salatschüssel geben. Alle Zutaten für das Dressing in ein Honigglas füllen, das Glas verschließen und gründlich schütteln. Erst kurz vor dem Essen vermischen und mit Holunderblüten garnieren.

Getränke

Holunderblütenmilch

Für 2 Tassen brauchen Sie 2 frische Holunderblütendolden, 2 Tassen Mandelmilch sowie Honig – alternativ Ahornsirup –, Ingwer, Safran, Zimt, Vanille nach Belieben.
Die Dolden mit der Milch zum Kochen bringen und abseihen. Mit dem Honig oder pflanzlichem Süßmittel wie Ahornsirup süßen und nach Belieben Gewürze hinzufügen.

Holunder-Joghurt-Shake

Sie brauchen für 1 Person Saft von ½ Bio-Zitrone, 120 Milliliter Mandelmilch, 60 Milliliter Holunderbeerensaft und 50 Gramm Sojajoghurt.
Alle Zutaten im Mixer verflüssigen.

Holunder-Bananen-Shake

Sie brauchen für 3 bis 4 Gläser 100 Gramm frische oder 50 Gramm getrocknete Holunderbeeren, 100 Milliliter Wasser, 1 große Banane, ½ Liter Buttermilch oder Kefir, 1 Prise frisch gemahlenen Kardamom, 2 Esslöffel Dattelsüße oder Ahornsirup.

Holunderbeeren mit Wasser aufkochen lassen, 5 Minuten leicht köcheln und abkühlen lassen. Beeren mit Kochwasser und allen anderen Zutaten in einen Mixer geben, fein pürieren und in Gläser verteilen.

INFO

ZUCKERFREI UND GESUND

Zuckerlastige Rezepte für Holundersekt, Holunderbrause, Holunderbeerenlikör oder Holunderschnaps finden Sie in diesem Buch nicht. Das Internet ist aber voll mit Rezepten dafür, und Sie können die Produkte auch fertig im Handel bekommen.

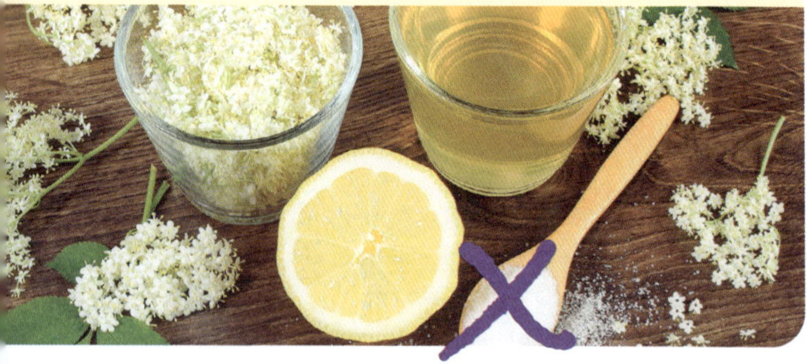

Holliger Birnenpunsch, alkoholfrei

Man braucht 1 Vanilleschote, 1 Liter trüben Birnensaft, 1 Sternanis, 1 Stange Zimt, 6 angemörserte Kardamomkapseln, 2 Esslöffel getrocknete Holunderblüten, 2 Bio-Orangen und 3 Bio-Birnen.
Die Vanilleschote der Länge nach aufschneiden und das Mark herausschaben. Den Birnensaft zusammen mit den Holunderblüten und den Gewürzen aufkochen und 1 Stunde ziehen lassen. Anschließend durch ein Haarsieb abseihen. Den Saft einer Orange auspressen, die andere in Scheiben schneiden und zum Birnenpunsch hinzugeben. Alles noch einmal heiß aufkochen lassen. Birnen schälen, entkernen und würfeln, in Gläser oder Tassen geben und mit Punsch auffüllen.

Holler-Limonade

Dies ist eine leckere Maibowle auch für Kinder.
Sie brauchen etwa 15 Holunderblütendolden, 1 Bio-Zitrone, Honig oder Ahornsirup nach Geschmack und Wasser.
Schütteln Sie die Blütendolden leicht aus, um Insekten zu entfernen. Nicht waschen, sonst geht der kostbare Blütenstaub verloren. Die Dolden in einen großen Glaskrug mit Wasser geben, die Zitrone in kleine Stücke schneiden und dazugeben. Über Nacht im Kühlschrank ziehen lassen. Am nächsten Tag abseihen und mit 1 Teelöffel Honig oder Ahornsirup süßen.

TIPP

Wer es fruchtiger mag, nimmt statt Wasser Apfelsaft. Die Blütezeit ist schnell vorbei. Aus der Limonade lässt sich ein einfacher Sirup einkochen, um einen Vorrat an Holunderblütengeschmack für Limonaden später im Jahr zu haben.

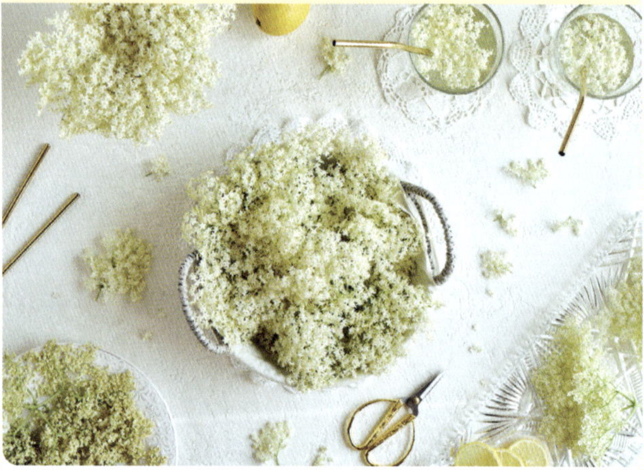

Holundertee mit Apfel

Aus getrockneten Holunderbeeren und getrockneten Apfelscheiben zu gleichen Teilen lässt sich ein leckerer und gesunder Tee zubereiten. Einfach je 1 Esslöffel Beeren und Apfelschnitze in einen Teebeutel aus Stoff geben, in eine Ein-Liter-Teekanne hängen und mit 1 Liter kochendem Wasser übergießen und 10 Minuten ziehen lassen. Teebeutel herausnehmen und genießen.

Schlusswort

Die Schulmedizin stößt an ihre Grenzen. Früherkennung wird einem als Prophylaxe, also Gesundheitsvorsorge, verkauft. Unser Gesundheitssystem sieht den Menschen nicht ganzheitlich und behandelt in den seltensten Fällen ursächlich. Daher müssen Diagnose und Therapie oft Stückwerk bleiben.
Eine zunehmende Zahl an Krankenhauskeimen macht den Aufenthalt in Krankenhäusern zu einem Gesundheitsrisiko. Das übliche Essen in Krankenhäusern und Altersheimen fördert eine Mangelernährung und macht nicht gesund, sondern krank. Die Idee einer Gesundheitserziehung schon ab dem Kindergartenalter steckt noch in den Kinderschuhen. Die wenigen Sportstunden in der Schule fallen oft aus oder werden durch Lehrkräfte gegeben, die nie Sport studiert haben. Über eine gesunde Lebensweise erfahren Kinder und Jugendliche nur wenig. Superfoods vor der eigenen Haustür wie Löwenzahn, Brennnessel und Holunder sind den meisten unbekannt. Die Vitalstoffdichte unserer sogenannten Lebensmittel befindet sich im freien Fall.
Unsere Gene sind noch in der Steinzeit angesiedelt, 10 000 Jahre sind nur ein paar Wimpernschläge für unsere Evolution. Der Mensch ist genetisch auf natürliche Nahrungsmittel vor allem aus dem Pflanzenreich geeicht. 98 Prozent unserer Menschheitsgeschichte haben wir keine landwirtschaftlichen Produkte wie

Getreide und Milchprodukte gekannt. Salz war früher eine Kostbarkeit, Zucker nur etwas für Adelige und Reiche, und Fleisch kam nur am Sonntag – wenn überhaupt! – auf den Tisch. Das, was 80 Prozent der Nahrungsmittel in Supermärkten ausmachen, ist in meinen Augen keine »artgerechte Ernährung«. Würde ein Tierpfleger im Zoo die Menschenaffen, unsere nächsten Verwandten mit immerhin 98,4 Prozent identischer Gene, mit Industriekost füttern, würde er fristlos entlassen werden wegen Tierquälerei. Wir aber essen ohne Not diese Industriekost und »Convenience Food« und wundern uns, wenn wir nicht an Altersschwäche, sondern an Krankheiten sterben. Natürlich hatten wir in der Steinzeit und vor Beginn des Maschinenzeitalters täglich Bewegung, ohne die wir längst verhungert und damit ausgestorben wären. In der Steinzeit waren wir jeden Tag flotten Schrittes zwischen 20 und 30 Kilometer unterwegs, das entspricht der Strecke eines Halbmarathons. Stresshormone haben wir durch körperliche Bewegung abgearbeitet, sie machten uns nicht krank. Als Ersatz für diese natürliche Stresstherapie empfehle ich Meditation und das authentische Reiki, eine uralte und effektive Methode für Tiefenentspannung und Stressabbau, die ich seit 1984 bundesweit in Seminaren vermittele.

Wir können die Zeit nicht zurückdrehen. Es war natürlich früher nicht alles besser. Aber was wäre, wenn wir die Vorzüge unserer modernen Lebensweise mit den Perlen aus unserer Vergangenheit kombinieren könnten? Gehen

Sie raus, sammeln Sie Wildkräuter und Wildobst. Dabei haben Sie schon mal Bewegung an der frischen Luft und kommen in Kontakt mit der Geschichte unserer Vorfahren. Pflanzen Sie Schwarzen Holunder in Ihren Garten, gern die süße amerikanische Unterart *Sambucus canadensis*. Sie ist kleiner, die Früchte süßer, und mangels Sambunigrin können Sie die Beeren auch in großen Mengen roh verzehren. Unterstützen Sie damit die Tiere. Vom Holunder leben eine große Zahl von Insekten, Vögeln und viele andere Arten. Im Holunder gibt es mehr als 50 gesundheitsfördernde Inhaltsstoffe, die synergetisch zusammenwirken. Ihr Körper kann sich wie an einem Brunchbuffet bedienen und sich das aussuchen, was er gerade braucht, um gesund zu bleiben oder zu werden. Das schafft kein Medikament. Medikamente haben außerdem meist eine lange Liste von Nebenwirkungen. Der Holunder wurde zur »Heilpflanze des Jahres 2024« gekürt. Diese Karriere hat dieser heilige und heilkräftige Baum in den USA schon 2013 hingelegt, als er von der altehrwürdigen und renommierten »Herbal Society of America« den Titel »Heilpflanze des Jahres« bekam. Dr. James Duke, einer der renommiertesten Mitglieder dieser Gesellschaft und absoluter Holunder-Fan und weltweit *der* Experte für die Heilkraft des Holunders, wurde übrigens 87 Jahre alt. Er hat ein Gedicht »Elders for the Elders« (Holunder für die Älteren) geschrieben, das er auch vertont hat, zu Ehren dieser Heilpflanze aus der Apotheke der Natur.

Wichtige Internetadressen

Rund um den Holunder

Holunderanbau mit Samen:
www.gartenjournal.net/holunder-ziehen

Holunderanbau mit Stecklingen:
https://utopia.de/ratgeber/holunder-vermehren-richtiger-zeitpunkt-und-technik

Saft selbst herstellen im Video »Saft selber machen, pressen & konservieren«:
www.gartengemuesekiosk.de

Wildpflanzenschule Chiemgau, Irmengard Linder (Wildnispädagogin) – Jahresausbildung, Baumheilkunde-Ausbildungen, Wildpflanzen-Kochkurse, Wildkräuter-Wanderungen:
www.kraeuterhoch3.de

Artikel, Newsletter, Bücher, Ausbildungen usw. über Ethnobotanik und die Heilkraft von Wildpflanzen:
www.storl.de

Kulturanleitung für Holundersträucher, Pflegeblatt Holunder und große Auswahl an Sorten:
www.lubera.com

Holunderprodukte

Beeren-Trockenextrakt hoch konzentriert (»Eldercraft®«) vom anthozyanreichen Edelholunder, Sorte Haschberg, aus Bio-Anbau – pro Kapsel 132 Beeren: rubyni® Edelholunder:
www.rubyni.com (auch in Apotheken erhältlich)

Farbstoffe für Kosmetika und Lebensmittel, auf Holunderbasis hergestellt:
www.vulcolor.com

Holunderhof Helle in Schleswig-Holstein, Hofladen, Versand von Wildobst-Produkten, Ferienwohnungen, Events, Wildobst selbst ernten: www.holunderhof-helle.de

Kosmetikprodukte auf Holunderbasis von Jana Ellmer: doell@gmx.net
Mobil: 0172-1537434

Sambucol® auch für Kinder z. B. unter: www.viata-shop.de, www.newpharma.de oder www.onebioshop.com

Sambufit® aus Beeren und Blüten in der Apotheke oder unter: www.pandalis.de

Kurse und Events mit Barbara Simonsohn

Azidosetherapie zur Entsäuerung nach Dr. Collier mit Schwerpunkt Massagen, Darmgesundheit, Fasten und Intervallfasten, Reikikurse (Das authentische Reiki, alle 7 Grade plus Lehrerausbildungen 3B, 5B und 7B)

Wildkräuter-Events im Tifu-Permakulturgarten im Hamburger Volkspark mit Sammeln und Zubereiten von Wildkräutern und Wildobst, zum Beispiel für Kräuterbutter, Gemüse, Salat, Kräutersalz oder Tees.

Kontakt: 040-895338, info@barbara-simonsohn.de, www.barbara-simonsohn.de

Literaturempfehlungen

Béliveau, Richard und Gingras, Denis: Krebszellen mögen keine Himbeeren, Kösel, München, 7. Aufl. 2008

Fischer, Margot: Holunder, Mandelbaum, Wien 2016

Heidböhmer, Ellen: Gesund mit Holunder, Herbig, Stuttgart 2019

Hinrichsen, Torkild: Holunder – Kulturgeschichte, Botanik und Nutzung, Husum Druck- und Verlagsgesellschaft, Husum 2015

Liebert, K.: Holunder. Mythos, Heilwirkungen und Rezepte, Demmler, Ribnitz-Damgarten 2009

Loohuizen, Ria: The Elder in History, Myth and Cookery, Prospect Books, Blackowton 2002

Marzell, Heinrich: Geschichte und Volkskunde der deutschen Heilpflanzen, Reichel, St. Goar 2002

Moody, John: The Elderberry Book, New Society Publishers, Gabriola Island, Canada 2019

Neuhold, Manfred: Gesund & schön mit Holunder, Steirische Verlagsanstalt, Graz, 2. Aufl. 1998

Oppermann, Andrea: Holunderzauber, Schnell, Warendorf 2004

Pfannhauser, Werner und Peters, Sandra: Das Wunder vom Holunder, Arcturus, Schäffern 1998

Sidak, Karin: Mit Holunder durchs Jahr, Leopold Stocker, Stuttgart 2023

Simonsohn, Barbara: Artemisia annua, Königin der Heilpflanzen, Mankau, Murnau, 11. Aufl. 2024

Simonsohn, Barbara: Brennnessel, Mankau, Murnau, 3. Aufl. 2024

Simonsohn, Barbara: Das authentische Reiki, Jim Humble, Roermond NL 2018

Simonsohn, Barbara: Die 5 »Tibeter« ganz einfach, Schirner, Darmstadt 2020

Simonsohn, Barbara: Einfach Reiki, Schirner, Darmstadt 2023

Simonsohn, Barbara: Löwenzahn, Mankau, Murnau, 2. Aufl. 2023

Simonsohn, Barbara: Säuren loswerden, Schirner, Darmstadt 2024

Simonsohn, Barbara: Salbei, Mankau, Murnau, 2. Aufl. 2024

Simonsohn, Barbara: Traube und Weinbeere – Heilpflanze der Volksmedizin, Mankau, Murnau 2023

Simonsohn, Barbara: Zistrose – Immunschutz und Entgiftung aus der Natur, Mankau, Murnau, 2. Aufl. 2023

Stoner D. Gary und Seeram, Navindra P. (Hrsg.): Berries and Cancer Prevention, Springer, Heidelberg 2011

Storl, Wolf-Dieter: Pflanzen der Kelten, AT, Aarau 2009

Storl, Wolf-Dieter: Naturrituale, AT, München, 11. Aufl. 2022

The Herb Society of America (Hrsg.): Essential Guide to Elderberry, Kritland, USA 2013 (kostenlos als Download unter www.herbsociety.org)

Watzl, Bernhard und Leitzmann, Claus: Bioaktive Substanzen in Lebensmitteln, Hippokrates, Stuttgart 1995

Endnoten

1 Vgl. Storl, W.-D.: »Pflanzen der Kelten«, AT, Aarau 2009, S. 224
2 Vgl. Moody, John: »The Elderberry Book«, New Society Publishers, Gabriola Island, Canada 2019, S. 28
3 Vgl. Sidak, K.: »Mit Holunder durchs Jahr«, Stocker, Graz 2023, S. 36 ff.
4 Vgl. Pfannhauser, W. und Peters, S.: »Das Wunder vom Holunder«, Arcturus, Schäffern 1998, S. 13
5 Vgl. Sidak, K.: »Mit Holunder durchs Jahr«, Stocker, Graz 2023, S. 46
6 Vgl. Fischer, M.: »Holunder«, Mandelbaum, Wien 2016, S. 105
7 Vgl. William, A. Jack: »How to Plant and Grow the Elderberries«, Eigenverlag, 2019, S. 7
8 https://www.gartenjournal.net/holunder-ziehen
9 https://utopia.de/ratgeber/holunder-vermehren-richtiger-zeitpunkt-und-technik/
10 Siehe Simonsohn, B.: »Brennnessel«, Mankau, 2022
11 Vgl. Moody, John: »The Elderberry Book«, New Society Publishers, Gabriola Island, Canada 2019, S. 60
12 Vgl. ebd., S. 63
13 Vgl. Liebert, K.: »Holunder. Mythos, Heilwirkungen und Rezepte«, Demmler, 2. Aufl. 2010, S. 9
14 Storl, W.-D.: »Der Druide«, in Willi Dommer (Hrsg.): »Wie die alten Götter weiterleben«, esotera TB, Freiburg 1990, S. 92
15 Vgl. Höfler, M.: »Volksmedizinische Botanik der Germanen«, Musketier, o. J., S. 31
16 Vgl. ebd., S. 29
17 Vgl. Sidak, K.: »Mit Holunder durchs Jahr«, Stocker, Graz 2023, S. 13
18 Vgl. Moody, John: »The Elderberry Book«, New Society Publishers, Gabriola Island, Canada 2019, S. 17
19 Vgl. Heidböhmer, E.: »Gesund mit Holunder«, Herbig, Stuttgart 2019, S. 17
20 Vgl. Moody, John: »The Elderberry Book«, New Society Publishers, Gabriola Island, Canada 2019, S. 7
21 Vgl. Fischer, M.: »Holunder«, Mandelbaum, Wien 2016, S. 19
22 Liebert, K.: »Holunder. Mythos, Heilwirkungen und Rezepte«, Demmler, Ribnitz-Damgarten 2009, S. 10
23 Vgl. Bocksch, M.: »Das praktische Buch der Heilpflanzen«, blv, München 2017, S. 246
24 Vgl. ebd., S. 246
25 Vgl. ebd., S. 247
26 Vgl. Fischer, S.: »Blätter von Bäumen«, Hugendubel, München, 4. Aufl. 1989, S. 101 ff.
27 Vgl. Storl, W.-D.: »Pflanzen der Kelten«, AT, Aarau 2009, und Sidak, K.: »Mit Holunder durchs Jahr«, Stocker, Graz 2023
28 Vgl. Moody, John: »The Elderberry Book«, New Society Publishers, Gabriola Island, Canada 2019, S. 11
29 The Herb Society of America, a.a.O., S. 18
30 Zitiert nach Bocksch, M.: »Das praktische Buch der Heilpflanzen«, blv, München 2017, S. 247
31 Kneipp, Sebastian: »Meine Wasserkur«, 49. Auflage von 1894, www.med-serv.de
32 Vgl. ebd.
33 Allein bei PubMed gibt es etwa 34 000 zum Thema Schwarzer Holunder, Stand September 2023
34 Vgl. Neuhold, M.: »Gesund & schön mit Holunder«, Steirische Verlagsanstalt, 2. Aufl., Graz 1998, S. 19

35 Vgl. Buchart, K. und Wiegele, M.: »Die Natur-Apotheke«, Servus, Graz 2022
36 Vgl. Loohuizen, Ria: »The Elder in History, Myth and Cookery«, Prospect Books, Totnes/ Devon 2005, S. 31
37 Vgl. Gessner, O. und Orzechowski, G.: »Giftpflanzen und Arzneipflanzen von Mitteleuropa«, Universitätsverlag Carl Winter, Heidelberg 1974
38 Vgl. Neuhold, M.: »Gesund & schön mit Holunder«, Steirische Verlagsanstalt, 2. Aufl., Graz 1998, S. 28
39 Vgl. ebd.
40 Aus www.herbsociety.org, »The Herb Society of America: Essential Guide to Elderberry«; Holunder wurde in den USA 2013 »Heilpflanze des Jahres«, Buch zum kostenlosen Download
41 Vgl. Heidböhmer, Ellen: »Gesund mit Holunder«, Herbig, Stuttgart 2019, S. 34 f. und Fleischhauer u.a.: »Essbare Wildpflanzen«, AT, München 2007, S. 167
42 Vgl. Pfannhauser, W. und Peters, S.: »Das Wunder vom Holunder«, Arcturus, Schäffern 1998, S. 15 ff.
43 Vgl. Heidböhmer, Ellen: »Gesund mit Holunder«, Herbig, Stuttgart 2019, S. 34 f. und Fleischhauer u.a.: »Essbare Wildpflanzen«, AT, München 2007, S. 167
44 Vgl. Pfannhauser, W. und Peters, S.: »Das Wunder vom Holunder«, Arcturus, Schäffern 1998, S. 15 ff.
45 Vgl. Neuhold, M.: »Gesund & schön mit Holunder«, Steirische Verlagsanstalt, 2. Aufl., Graz 1998, S. 26
46 Vgl. ebd.
47 Vgl. Pfannhauser, W. und Peters, S.: »Das Wunder vom Holunder«, Arcturus, Schäffern 1998, S. 20
48 Vgl. ebd. S. 22
49 Vgl. Heidböhmer, E.: »Gesund mit Holunder«, Herbig, Stuttgart 2019, S. 34f.
50 Vgl. Karolina Mlynarczyk u.a.: »Bioactive properties of Sambucus nigra L. as a functional ingredient food and pharmaceutical industry«, J Funct Foods, 2018 Jan; 40: 377–390
51 Vgl. ebd.
52 Vgl. www.vitamine.com, Aminosäuren Holundersaft Werte pro 100 Gramm
53 Vgl. Karolina Mlynarczyk u.a.: »Bioactive properties of Sambucus nigra L. as a functional ingredient food and pharmaceutical industry«, J Funct Foods, 2018 Jan; 40: 377–390
54 Vgl. ebd.
55 Vgl. www.herbsociety.org, Beitrag von Dr. James A. Duke aus: »Elderberry. An Herb Society of America. Essential Guide«
56 Vgl. Neuhold, M.: »Gesund & schön mit Holunder«, Steirische Verlagsanstalt, 2. Aufl., Graz 1998, S. 26
57 Vgl. www.herbsociety.org, Beitrag von James A. Duke aus: »Elderberry. An Herb Society of America. Essential Guide«
58 Vgl. J. M. Thole: »A Comparative Evaluation of the Anticancer Properties of European and American Elderberry Fruits«, Journal of Medicinal Food 9 (4) 2006, 498–504
59 Vgl. ebd.
60 Vgl. Sidak, K.: »Mit Holunder durchs Jahr«, Stocker, Graz 2023, S. 46
61 Vgl. R. Mattioli u.a.: »Anthocyanins: A Comprehensive Review of Their Chemical Properties and Health Effects on Cardiovascular and Neurodegenerative Diseases«, Molecules 2020 Sep; 25(17): 3809
62 Vgl. A. G. Osman u.a.: »Elderberry Extracts: Characterization of Polyphenolic Chemical Composition, Quality Consistency, Safety, Adulteration, an Attenuation of Oxidative Stress- and Inflammation-Induced Health Orders«, »Molecules«, 2023 Apr; 28(7): 3148
63 Vgl. http://www.zentrum-der-gesundheit.de »Anthozyane – Schutz vor Krankheiten« und Simonsohn, B.: »Traube und Weinrebe«, Mankau, Murnau 2023, S. 50

64 Vgl. Elisa Pojer u.a.: »The Case for Anthocyanin Consumption to Promote Human Health: A Review, »Comprehensive Reviews in Food Science and Food Safety«, September 2013
65 Eine gute Übersicht finden Sie in Bernhard Watzl und Claus Leitzmann: »Bioaktive Substanzen in Lebensmitteln«, Hippokrates, Stuttgart 1995, besonders S. 26 f. und S. 78–116
66 Vgl. J. F. Fang: »Bioavailability of anthocyanins«, Drug Metab. Rev. 2014; 46:508–520
67 Vgl. A. G. Osman u.a.: »Elderberry Extracts: Characterization of the Polyphenolic Chemical Composition, Quality Consistency, Safety, Adulteration and Attenuation of Oxidative Stress- and Inflammation-Induced Health Disorder«, Molecules, 2023 Apr; 28(7): 3148
68 Vgl. ebd.
69 Vgl. Böhm, Dr. U.: »Beerenextrakte als Nutrazeutika in der Krebsprävention«, CO.med September 2023, S. 30 ff.
70 Vgl. ebd. S. 32
71 Vgl. ebd.
72 Vgl. ebd.
73 Eine gute Übersicht bietet Z. Diaconeasa u.a.: »Anthozcyanins, Vibrant Color Pigments, and Their Role in Skin Cancer Prevention«, Biomedicines, 2020 Sep; 8(9): 336
74 Vgl. ebd.
75 Vgl. R. Mladenka u.a.: »Fruit extracts of 10 varieties of elderberry interact differently with iron and copper«, Phytochem. Lett. 2016;18:232–238
76 Vgl. J. M. Thole: »A Comparative Evaluation of the Anticancer Properties of European and American Elderberry Fruits«, Journal of Medicinal Food 9 (4) 2006, 498–504
77 Vgl. ebd.
78 Vgl. ebd.
79 Vgl. M. Glensk u.a.: »Triterpenoid Acids as Important Antiproliferative Constituents of European Elderberry Fruits«, Nutrition and Cancer, 2017
80 Vgl. ebd.
81 Glaubrecht, M.: »Die Rache der Pangolin«, Ullstein, Berlin 2022
82 Simonsohn, B.: »Salbei – Mutter aller Heilpflanzen«, Mankau, Murnau 2023
83 Vgl. Duke, J. A.: »Die Grüne Apotheke«, Rodale, 1997, S. 155 und 273
84 Vgl. ebd., S. 155
85 S. Porter Randall u.a.: »A Review of Antiviral Properties of Black Elder Products«, Phytotherapy Research 2017
86 Vgl. ebd.
87 Vgl. Lena Stich u.a.: »Polysaccharides from European Black Elderberry Extract Enhance Dendritic Cell Mediated T Cell Immune Responses«, International Journal of Molecular Sciences, 2022, 23, 3949
88 Vgl. S. Porter Randall u.a.: »A Review of Antiviral Properties of Black Elder Products«, Phytotherapy Research 2017
89 Vgl. ebd.
90 Vgl. ebd.
91 Vgl. Jing-Ru Weng u.a.: »antiviral activity of Sambucus Formosana Nakai ethanol extract and related phenolic acid constituents against human coronavirus NL63«, Virus Research 273 (2019) 197767
92 Vgl. L. Susan Wieland u.a.: »Elderberry for prevention and treatment of viral respiratory illnesses: a systematic review«, Complementary Medicine and Therapies, 2021, 21:112
93 Vgl. Mlynarczyk, K.: »Bioactive properties of Sambucus nigra L. as a functional ingredient for food and pharmaceutical industry«, J Funct Foods 2018 Jan; 40:377–390
94 Vgl. S. Porter Randall u.a.: »A Review of Antiviral Properties of Black Elder Products«, Phytotherapy Research 2017
95 Vgl. ebd.

96 Vgl. Przybylska-Balcerek, A., u.a.: »Sambucus Nigra Extracts – Natural Antioxidants and Antimicrobial Compounds«, Melecules, 2021, 26, 2910
97 Vgl. Pfannhauser, W. und Peters, S.: »Das Wunder vom Holunder«, Arcturus, Schäffern 1998, S. 25
98 Vgl. ebd., S. 14
99 Vgl. ebd., Seite 18
100 Vgl. Neuhold, M.: »Gesund und schön mit Holunder«, SV, Graz 1998, S. 8
101 Vgl. Rittenau, N.: »Vegan-Klischee ade!«, Ventil, 3. Aufl. Mainz 2019, S. 307
102 Vgl. ebd., S. 309
103 Vgl. Neuhold, M.: »Gesund und schön mit Holunder«, SV, Graz 1998
104 Tipps finden Sie im Internet unter https://www.haarbuerste-test.com.
105 Rezept unter https://frag-mutti.de, »Holunderblütenöl herstellen – Rezept«
106 Vgl. Pfannhauser, W. und Peters, S.: »Das Wunder vom Holunder«, Arcturus, Schäffern 1998, S. 14
107 Vgl. Béliveau, R. und Gingras, D.: »Krebszellen mögen keine Himbeeren. Nahrungsmittel gegen Krebs«, Kösel, 7. Auflage, München 2008, S. 140
108 Vgl. Fischer, M.: »Holunder«, mandelbaums kleine Gourmandisen, Wien 2016
109 Vgl. Pfannhauser, W. und Peters, S.: »Das Wunder vom Holunder«, Arcturus, Schäffern, 2. Auflage 2006, S. 14
110 Vgl. Rittenau, N.: »Vegan-Klischee ade!, Ventil, 3. Aufl. Mainz 2019, S. 313
111 Vgl. Fischer, M.: »Holunder«, mandelbaums kleine Gourmandisen, Wien 2016
112 Vgl. Pfannhauser, W. und Peters, S.: »Das Wunder vom Holunder«, Arcturus, Schäffern, 2. Auflage 2006, S. 25
113 Vgl. https://plants.usda.gov/plantguide/pdf/cs_sanic4.pdf
114 Vgl. Pfannhauser, W. und Peters, S: »Das Wunder vom Holunder«, Arcturus, Schäffern, 2. Auflage 2006, S. 25).
115 Vgl. Zorita Diaconeasa u.a.: »Anthocyanins, Vibrant Color Pigments, and Their Role in Skin Cancer Prevention«, Biomedicines, 2020 Sep; 8(9): 336
116 Vgl. Storl, W.-D.: »Pflanzen der Kelten«, AT, Aarau 2009, S. 221
117 Vgl. Hinrichsen, T.: »Holunder. Kulturgeschichte, Botanik und Nutzung«, Husum Druck- und Verlagsgesellschaft, Husum 2015
118 Vgl. ebd., S. 223
119 Vgl. Ria Loohuizen: »The Elder in History, Myth and Cookery«, Prospect Books, Blackawton 2005, S. 63
120 Vgl. Storl, W.-D.: »Pflanzen der Kelten«, AT, Aarau 2009, S. 222
121 Siehe Simonsohn, B.: »Power Samen Sesam«, Schirner, Darmstadt 2023
122 Vgl. Käser, H.: »Naturkosmetische Rohstoffe«, Freya, Engerwitzdorf, 5. Auflage 2016
123 Vgl. Gessner, O. und Orzechowski, G.: »Giftpflanzen und Arzneipflanzen von Mitteleuropa«, Universitätsverlag Carl Winter, Heidelberg 1974
124 www.naturerlebnishof-helle.de
125 Vgl. Artikel »Ein, zwei, drei, vier Löffelchen von Zucker« von Juliane Nora Schneider, Welt am Sonntag vom 10.9.2023
126 Tipp aus Sidak, K.: »Mit Holunder durchs Jahr«, Stocker, Graz 2023, S. 178
127 Mehr zur Brennnessel, siehe Simonsohn, B.: »Brennnessel«, Mankau, Murnau 2022
128 Rezept etwas abgewandelt aus Klaushofer, B.: »Holunderzeit«, Servus, Elsbethen 2016

Register